D1925320

Mosaik bei
GOLDMANN

Buch

Ob beim Gesundheits-Check oder aufgrund von Beschwerden – viele ärztliche Untersuchungen stützen sich auf Laborwerte. Zumeist werden dabei Blut- und Urinproben ausgewertet. Mithilfe der Laborwerte können Stoffwechsel-, Organ- und Systemerkrankungen des Menschen erkannt werden. So zeigen die Laborwerte beispielsweise, ob Entzündungen vorliegen, unser Herz in Ordnung ist oder unsere Nieren richtig arbeiten. Doch welche Werte werden erfasst und was sagen sie aus? Bedeuten die Zahlen Entwarnung oder Gefahr? Wie erkennt man Normalwerte, zu hohe oder zu niedrige Werte? Wie unterscheiden sich die Werte für Mann und Frau und welche Werte gelten für Kinder? Ob Blutplättchen, Cholesterin, Harnsäure, Hormone, Vitamine, Kalzium oder Eisen, in diesem Buch finden sich zu allen wichtigen Laborwerten die entsprechenden Zahlen und eine genaue Erklärung ihrer Bedeutung sowie viele weiterführende Informationen zur Vertiefung der Zusammenhänge. Außerdem werden die eigentlichen Laborwerte durch grundlegende Körperwerte ergänzt und die wichtigsten Messgrößen für das normale Wachstum im Säuglings- und Kindesalter dargestellt. So helfen klare Fakten deutlich weiter, die eigenen Laborwerte zu verstehen und sie als Bewertungskriterien für die eigene Gesundheit zu nutzen.

Autoren

Dr. med. Katharina Müller ist Medizinerin und freiberuflich als Autorin tätig.

Dr. med. Sönke Müller hat als Facharzt für Innere Medizin eine Praxis in Neckargmünd. Seit 1991 ist er außerdem Leitender Notarzt im Rhein-Neckar-Kreis.

Dr. med. Katharina Müller ·
Dr. med. Sönke Müller

Laborwerte verständlich gemacht

Mosaik bei
GOLDMANN

Alle Ratschläge in diesem Buch wurden von den Autoren und vom Verlag sorgfältig erwogen und geprüft. Eine Garantie kann dennoch nicht übernommen werden. Eine Haftung der Autoren beziehungsweise des Verlags und seiner Beauftragten für Personen-, Sach- und Vermögensschäden ist daher ausgeschlossen.

MIX
Papier aus verantwortungsvollen Quellen
FSC® C014496
FSC www.fsc.org

Verlagsgruppe Random House FSC-DEU-0100
Das für dieses Buch verwendete FSC-zertifizierte Papier *Classic 95* liefert Stora Enso, Finnland.

1. Auflage
Vollständige Taschenbuchausgabe Januar 2011
Wilhelm Goldmann Verlag, München,
in der Verlagsgruppe Random House GmbH

Umschlaggestaltung: Uno Werbeagentur, München
Umschlagillustration: getty images/Buena Vista Images
Textillustrationen: F. Hartmann, Nagold / Ch. von Solodkoff, Neckargmünd
Bildnachweis: S. 13, 25, 47, 53 PhotoDisc; S. 113, 165 Stockbyte;
S. 183 Kids Digital Visio
Redaktion: Verlagsbüro Kopal, L.-Echterdingen
Satz: Buch-Werkstatt GmbH, Bad Aibling
Druck und Bindung: GGP Media GmbH, Pößneck
CB · Herstellung: IH
Printed in Germany
ISBN 978-3-442-17147-7

www.mosaik-goldmann.de

Inhalt

Wichtiger Hinweis:

Wie jede Wissenschaft ist die Medizin ständigen Entwicklungen unterworfen. Forschung und klinische Erfahrung erweitern unsere Erkenntnisse, insbesondere was Behandlung und medikamentöse Therapie anbelangt. Soweit in diesem Werk eine Dosierung oder eine Applikation erwähnt wird, darf der Leser zwar vertrauen, dass Autoren, Herausgeber und Verlag große Sorgfalt darauf verwandt haben, dass die Angabe dem **Wissensstand bei Fertigstellung des Werkes** entspricht.

Für Angaben, Dosierungsanweisungen und Applikationsformen kann vom Verlag jedoch keine Gewähr übernommen werden.

Jeder Benutzer ist angehalten, durch sorgfältige Prüfung der Beipackzettel der verwendeten Präparate und unter Umständen nach Konsultation eines Spezialisten festzustellen, ob die dort gegebene Empfehlung für Dosierungen oder die Beachtung von Kontraindikationen gegenüber der Angabe in diesem Buch abweicht. Eine solche Prüfung ist besonders wichtig bei selten verwendeten Präparaten oder solchen, die neu auf den Markt gebracht worden sind. **Jede Dosierung oder Anwendung erfolgt auf eigene Gefahr des Benutzers.** Autoren und Verlag appellieren an jeden Benutzer, etwa auffallende Ungenauigkeiten dem Verlag mitzuteilen.

Zu diesem Buch

Kaum ein Patient verlässt heutzutage die Arztpraxis, ohne dass eine Reihe von Laboruntersuchungen mit seinen »besond'ren Säften« Blut und Urin angeordnet wurde – sei es nun zur Erkennung von Krankheit, zur Verlaufskontrolle oder aber zur Überwachung der Behandlung. Erst recht wird jeder ärztliche Berufsanfänger oder medizinische Assistent ständig mit einer Vielzahl von Laborwerten konfrontiert, die ihm zunächst nur als leblose Zahlenkolonnen erscheinen. Dabei stellen sich – sowohl für den medizinischen Laien als auch für den medizinischen Helfer – immer wieder dieselben Fragen, nämlich die nach der Bedeutung der Laborwerte jenseits der Fachausdrücke und Kommastellen.

Das vorliegende Buch wurde in der Absicht verfasst, diese Fragen so gut wie möglich zu beantworten. Es soll keineswegs das Gespräch mit dem Arzt ersetzen, sondern orientierende Wissensgrundlagen für ein besseres Verständnis der Labor- und Körperwerte als Parameter von Gesundheit und Krankheit vermitteln. So wurde der eigentlichen »Wertediskussion« jeweils ein einführender Text mit Basisinformationen vorangestellt. Es kam uns dabei vor allem darauf an, »alltägliche« Laborwerte zu berücksichtigen, wie z. B. Blutbild, Urinstatus, Fett- und Zuckerwerte usw.

Da wir uns somit begrenzen und Überfrachtungen vermeiden wollten, erhebt das Buch natürlich keinen Anspruch auf Vollständigkeit. Spezielle Probleme sollten ohnehin besser im Dialog mit dem jeweiligen Spezialisten geklärt werden. Ergänzend wurden den eigentlichen Laborwerten interessante Körperwerte wie Körpergröße und -gewicht, Atmungs- und Kreislaufgrößen sowie die wichtigsten Kriterien für das normale Wachstum im Kindesalter hinzugefügt.

Wir freuen uns, hiermit eine neue, sorgfältig überarbeitete Auflage des Laborwerte-Ratgebers vorstellen zu können. Wir haben uns bemüht, Anregungen aufzunehmen, Kritiken zu berücksichtigen und aktuelles medizinisches Wissen auf diesem Gebiet mit einfließen zu lassen.

Insbesondere hoffen wir, mithilfe der Übersichten ab Seite 195 zusätzlich eine rasche Orientierung und ein schnelles Auffinden der interessierenden Werte sowie ergänzende Informationen zu ermöglichen.

Möge das Buch dem Ratsuchenden in Sachen Laborwerte weiterhin gute Dienste leisten!

Die Autoren

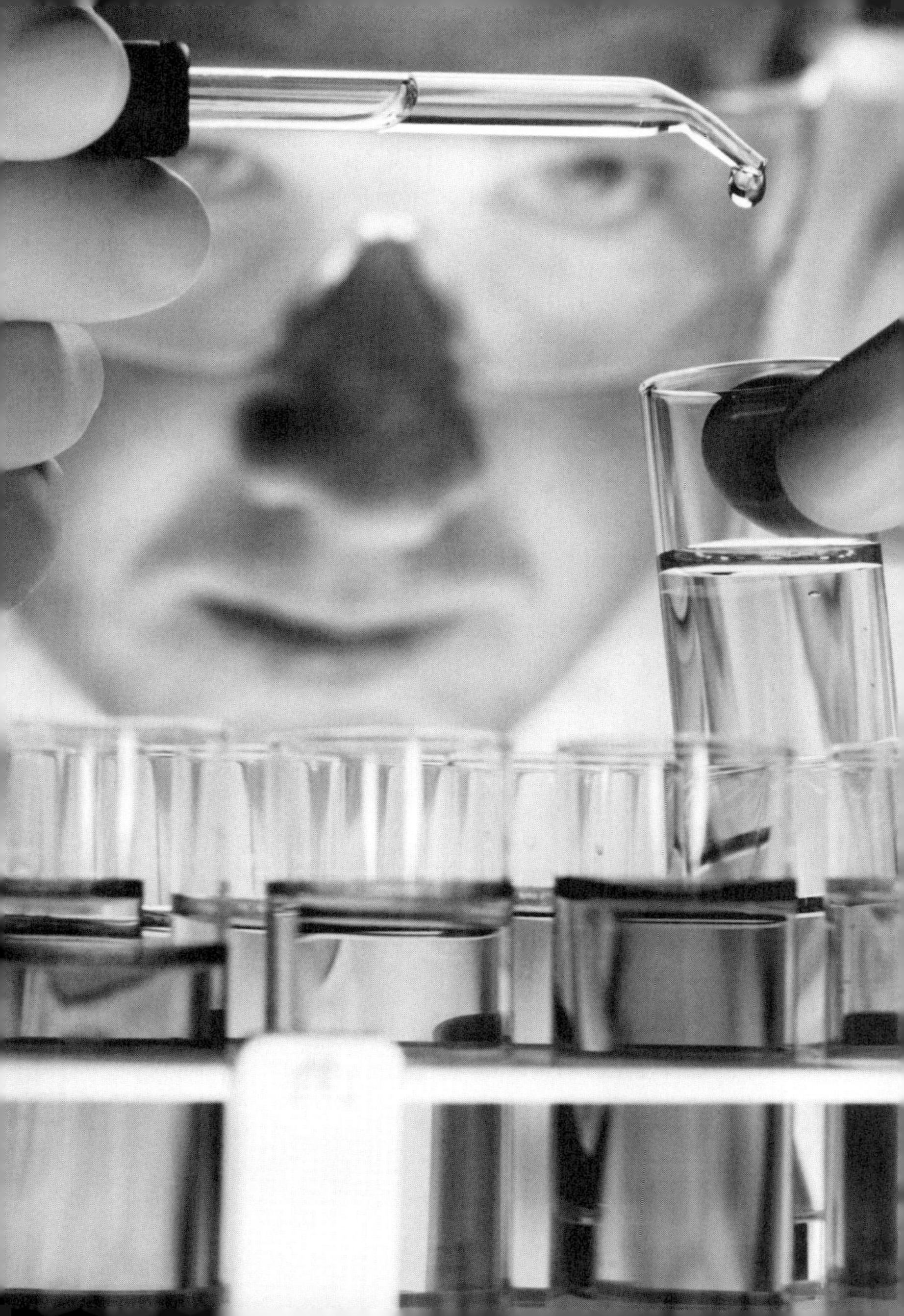

Warum Laborwerte so wichtig sind

Ganz gleich ob beim Gesundheits-Check oder aus Anlass von Beschwerden: Die meisten ärztlichen Untersuchungen werden im modernen »Medizinbetrieb« von Laboruntersuchungen begleitet. Auch wenn die daraus resultierenden Laborwerte allein für eine medizinische Diagnose nicht ausreichen, so können sie doch wertvolle Hinweise auf Zustand und Funktionsfähigkeit des Körpers und seiner Organe sowie auf Art und Schweregrad zahlreicher Erkrankungen liefern.

Laboruntersuchungen und -befunde als Grundlage ärztlichen Handelns

Das Erkennen von Krankheiten stützt sich im Wesentlichen auf drei Grundpfeiler:

- die Anamnese (Vorgeschichte einer Krankheit nach den Angaben des Patienten),
- die ärztlichen Untersuchungen und
- den Laborbefund.
- Weiterführende diagnostische Verfahren sind beispielsweise bildgebende physikalische Verfahren, wie Röntgen, Ultraschall, Endoskopie, oder signalgebende Verfahren, wie EKG, EEG oder Echokardiogramm.

Dem Laborbefund liegt das Ergebnis der Laboruntersuchung (klinisch-chemischen Analyse) zugrunde. Dieses Ergebnis wird einerseits durch vorgeschriebene Kontrollen, die Fehler bei der Laborarbeit aufdecken, abgesichert und andererseits einer abwägenden Wertung und Interpretation durch den Arzt unterzogen. Er betrachtet es im Hinblick auf seine Fragestellung unter Hinzuziehung der übrigen Daten des Patienten und vergleicht das Laborergebnis sowohl mit früheren Daten desselben Patienten als auch mit den Normalwerten (s. S. 16).

Man erhält auf diese Weise einen Laborbefund, der dann vom behandelnden Arzt aufgrund seiner Erfahrung, Kenntnis des Kranken und im Zusammenhang mit den anderen Befunden gewichtet und als Entscheidungsgrundlage verwertet wird (s. Abb. 1).

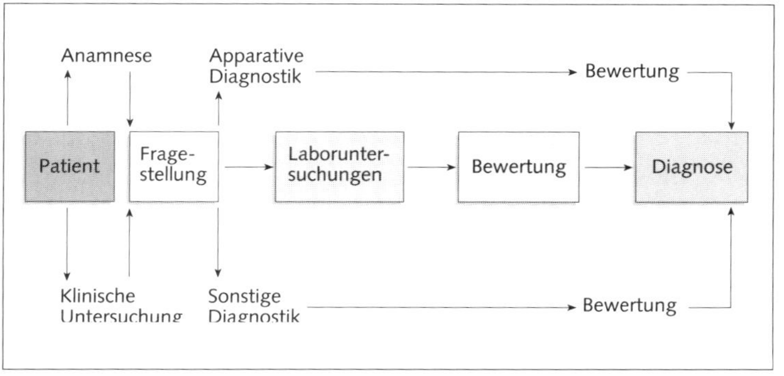

Abb. 1: Die Arbeitsgänge bei der Erhebung von Laborbefunden

Laboruntersuchungen und -befunde sind demnach eine unverzichtbare Grundlage ärztlichen Handelns, und zwar nicht nur hinsichtlich der Sicherung von Diagnosen, sondern auch als Möglichkeiten zur Verlaufskontrolle einer Erkrankung, zur Therapiekontrolle und in der Vorsorgemedizin.

Bei dem weiten und immer größer werdenden Spektrum an möglichen Laboruntersuchungen spielt die sorgfältige und gezielte Auswahl der gewünschten Laborwerte (Indikationsstellung), auch aus wirtschaftlichen Gründen, eine nicht zu unterschätzende Rolle.

So wird der Arzt etwa bei der Verdachtsdiagnose Herzinfarkt im Labor die Werte Kreatinkinase (CK), GOT, LDH und GPT bestimmen lassen, bei der Verdachtsdiagnose Bauchspeicheldrüsenentzündung hingegen die Werte Amylase und Lipase.

Mit den Laborwerten lassen sich normale oder veränderte Bestandteile von Körperflüssigkeiten oder Körpergeweben feststellen, d.h. sie sind Merkmale, die den Gesundheitszustand eines Organs, Organsystems oder aber des gesamten Organismus beschreiben. Zu den Beurteilungskriterien gehört, dass man Laborwerte als normal, unbestimmt oder krankhaft einstuft, indem man sie mit den Normalwerten vergleicht.

Normalwert und Normalbereich

Normalwerte erhält man, indem man bei »offenbar Gesunden« (z.B. Blutspendern, Studenten, Rekruten) die Konzentrationen bestimmter Substanzen im Blut, im Urin und in anderen Körperflüssigkeiten (s.S. 19f.) mit den geeigneten Labormethoden misst und die Durchschnittswerte errechnet, die dann allgemein als normal im Sinne von repräsentativ für einen körperlich gesunden Organismus gelten. Bei den meisten Laborwerten werden obere und untere Grenzen angegeben – es handelt sich um den Normalwertbereich oder besser Normalbereich. Normal bedeutet im genannten Zusammenhang, dass bei 95 % der gesunden Menschen das Untersuchungsergebnis in diesem Bereich liegt. Es bedeutet aber ebenfalls, dass bei 5 % aller Menschen das Testergebnis nicht in diesem Bereich liegt, ohne dass eine Krankheit vorliegt. Umgekehrt können trotz Vorliegen einer Krankheit auch unauffällige Laborergebnisse auftreten.

Darüber hinaus können sich die Grenzwerte mitunter auch aufgrund neuer wissenschaftlicher Erkenntnisse verschieben – das war z.B. beim Cholesterinspiegel der Fall, obwohl nach wie vor Uneinigkeit darüber herrscht, welche Cholesterinwerte nun definitiv als gefährlich eingestuft werden müssen und ab wann eine medikamentöse Behandlung angezeigt ist.

Grundsätzlich gilt: Keine Überbewertung eines einzelnen Laborwerts!
Dieser könnte zum einen auf verschiedenen Ebenen verfälscht worden sein (z. B. durch Fehler bei der Vorbereitung des Patienten, Fehler bei der Probenentnahme, Fehler im Labor) und muss zum anderen immer im Gesamtzusammenhang betrachtet und interpretiert werden!

Der Vollständigkeit halber sei an dieser Stelle noch erwähnt, dass man aus bestimmten Gründen heutzutage im wissenschaftlichen Bereich dazu übergegangen ist, den Begriff Normalwert bzw. Normalbereich durch den Begriff Referenzwert bzw. Referenzbereich zu ersetzen. Aufgrund der besseren Verständlichkeit wurden jedoch in diesem Buch die »alten Begriffe« beibehalten.

Was Laborwerte beeinflusst

Voraussetzung für das Erstellen zuverlässiger Laborbefunde ist die Kenntnis der Einflussgrößen, die zu Veränderungen der Laborwerte führen können. Wichtige Individualfaktoren sind hier:

- **Geschlecht:** Es spielt natürlich vor allem bei den Hormonwerten eine Rolle, aber auch bei der Zahl der roten Blutkörperchen, beim Hämoglobin- und Eisenspiegel, beim Cholesterinspiegel usw.

- **Alter:** Bei verschiedenen Altersgruppen findet man unterschiedliche Normalwerte z. B. für Blutzucker, Harnstoff, Cholesterin, alkalische Phosphatase.
- **Ernährung:** Nach Nahrungszufuhr steigen z. B. die Werte für Glukose, Cholesterin, Triglyzeride, Harnstoff und Harnsäure im Blut an. Daher muss der Patient zu den entsprechenden Blutuntersuchungen nüchtern erscheinen. Nach Alkoholgenuss können die Leberwerte im Blut erhöht sein, ebenso die Triglyzeride, die Harnsäure und der Blutzucker.
- **Medikamente:** Manche Laborergebnisse können durch bestimmte Medikamente beeinflusst bzw. verfälscht werden. Daher sollte der Arzt über jede Medikamenteneinnahme informiert werden. In manchen Fällen ist es notwendig, die Medikamente nach Rücksprache mit dem Arzt vor der Untersuchung abzusetzen.
- **Körperlage:** Zahlreiche Blutwerte (Blutzellen, Eiweiße, Fette, Hormone u. a.) können durch den Wechsel der Körperlage vom Liegen zum Stehen um bis zu 10 % erhöht werden. Eine Blutentnahme sollte deshalb eigentlich immer am liegenden Patienten erfolgen.
- **Körperliche Belastung:** Schwere körperliche Belastungen führen u. a. zu einem Anstieg einiger aus der Muskulatur stammender Enzyme und zu einem Abfall des Blutzuckerspiegels.
- **Biorhythmen:** Da der Organismus tageszeitlichen Schwankungen unterworfen ist, zeigen auch viele Körperwerte Tagesrhythmusschwankungen. Daher sollten bestimmte Untersuchungen immer zur gleichen, festgesetzten Zeit durchgeführt

werden, so etwa die Bestimmung von Eisen, Kalium oder weißen Blutkörperchen.

Neben dem Zeitpunkt der Probenentnahme sind auch die Art des Untersuchungsmaterials (s. u.) und die Entnahmetechnik zu berücksichtigen. Weiterhin hängen die Laborergebnisse natürlich noch von einer Vielzahl von Faktoren ab, die den sachgerechten Transport ins Labor sowie die Bedingungen im Labor selbst betreffen.

Untersuchungsmaterialien und wie sie gewonnen werden

Blutproben (mit verschiedenen Zusätzen) und Urinproben machen zusammen etwa 90 % des Untersuchungsmaterials aus. Blutproben werden durch Punktion von Blutgefäßen, und zwar Venen, Arterien oder Kapillaren, gewonnen.

Die Bestimmung der Laborwerte erfolgt nicht im sog. Vollblut, sondern im Plasma (Blut, bei dem die Zellbestandteile durch Zentrifugation entfernt wurden) oder Serum (Blut, bei dem durch Gerinnung und Zentrifugation die Gerinnungsstoffe und die Zellbestandteile entfernt wurden).

Für die Urinuntersuchung sind verschiedene Arten der Uringewinnung in der Praxis üblich: Spontanurinproben, Mittelstrahlurinproben, 24-Stunden-Sammelurinproben.

Seltenere Untersuchungsmaterialien sind etwa:
- Speichel,
- Magensaft,
- Gallenflüssigkeit,
- Stuhl,
- Liquor (Gehirn- und Rückenmarksflüssigkeit, »Nervenwasser«),
- Fruchtwasser,
- Sperma,
- Gewebe,
- Knochenmark.

Als häufigste Arten der Probennahme für Laboruntersuchungen sind zu nennen:
- die Entnahme von venösem Blut (aus der Ellenbeuge),
- die Entnahme von Kapillarblut (aus Fingerkuppe oder Ohrläppchen),
- die Gewinnung von Urin (Spontan- oder Sammelurin).

Die Blutentnahme

Die Blutentnahme sollte, besonders bei Verlaufsuntersuchungen, möglichst immer zur gleichen Tageszeit – z. B. zwischen 7 und 8 Uhr morgens – erfolgen, und zwar idealerweise beim nüchternen (ca. 12-stündige Nahrungspause), liegenden Patienten.

Entnahme von Venenblut

Die hierfür geeignete Stelle ist in den meisten Fällen die Ellenbeuge, da dort drei relativ große Venen direkt unter der Haut liegen.

Ist eine geeignete Vene gefunden, wird

- die Haut, z. B. mit Alkohol, desinfiziert,
- die Vene mit einem Stauschlauch, der am Oberarm angelegt wird, gestaut,
- anschließend mit einer Nadel (Kanüle), die auf eine Spritze oder ein Röhrchen aufgesetzt ist, in die Vene gestochen,
- das Blut, z. B. durch langsames Ziehen am Spritzenstempel, angesaugt und dieser gefüllt (manchmal müssen auch mehrere Spritzen oder Röhrchen aufgesetzt werden, um Blut für weitere Untersuchungen zu gewinnen),
- der Stauschlauch geöffnet (entstaut),
- die Nadel entfernt und der Blutfluss gestoppt, indem mit einem Tupfer kräftig auf die Entnahmestelle gedrückt wird.

Entnahme von Kapillarblut

Es ist nicht immer nötig, Venenblut für Blutuntersuchungen abzunehmen. Für die Bestimmung der Blutungszeit und des Blutzuckers beispielsweise empfiehlt sich die Abnahme von Kapillarblut, d. h. von Blut aus den kleinsten, haarfeinen Blutgefäßen, den Kapillaren. Die Entnahme erfolgt an der Fingerkuppe oder am Unterrand des Ohrläppchens (bei Kleinkindern auch an der inneren Fersenkante).

An dieser Stelle wird
- die Haut, z. B. mit Alkohol, desinfiziert,
- mit einem winzigen Messerchen, einer so genannten Lanzette, 2 – 3 mm tief eingestochen,

dann werden
- die ersten Blutstropfen mit einem trockenen Mulltupfer abgewischt,
- die folgenden, von selbst austretenden Blutstropfen mit einem feinen Glasröhrchen aufgesaugt.

Die Gewinnung und Sammlung von Urin

Für Urinuntersuchungen, z. B. mittels Teststreifen (s. S. 49), braucht man in aller Regel eine Spontanurinprobe, für bestimmte mengenmäßige Auswertungen hingegen eine Sammelurinprobe. (Die Gewinnung von Katheterurin ist nur bei speziellen Fragestellungen angezeigt, auf die an dieser Stelle nicht eingegangen werden soll.)

Spontanurin

Für eine zuverlässige Beurteilung der Urinbestandteile ist besonders der Morgenurin geeignet!

Zur Durchführung bakteriologischer Untersuchungen wird Mittelstrahlurin verwendet; hierbei handelt es sich um die mittlere Portion (erste und letzte Portion werden verworfen) beim spontanen Entleeren der Blase, die in einem speziellen, sterilen Gefäß aufgefangen wird.

Sammelurin

Um mengenmäßige Auswertungen bestimmter Urinbestandteile vornehmen zu können, wird der Urin während eines festgelegten Zeitraumes vollständig gesammelt; z. B. wird der so genannte 24-Stunden-Urin von 8 Uhr morgens an bis um 8 Uhr am Morgen des nächsten Tages in einem absolut sauberen 2000-ml-Gefäß gesammelt und anschließend ausgewertet.

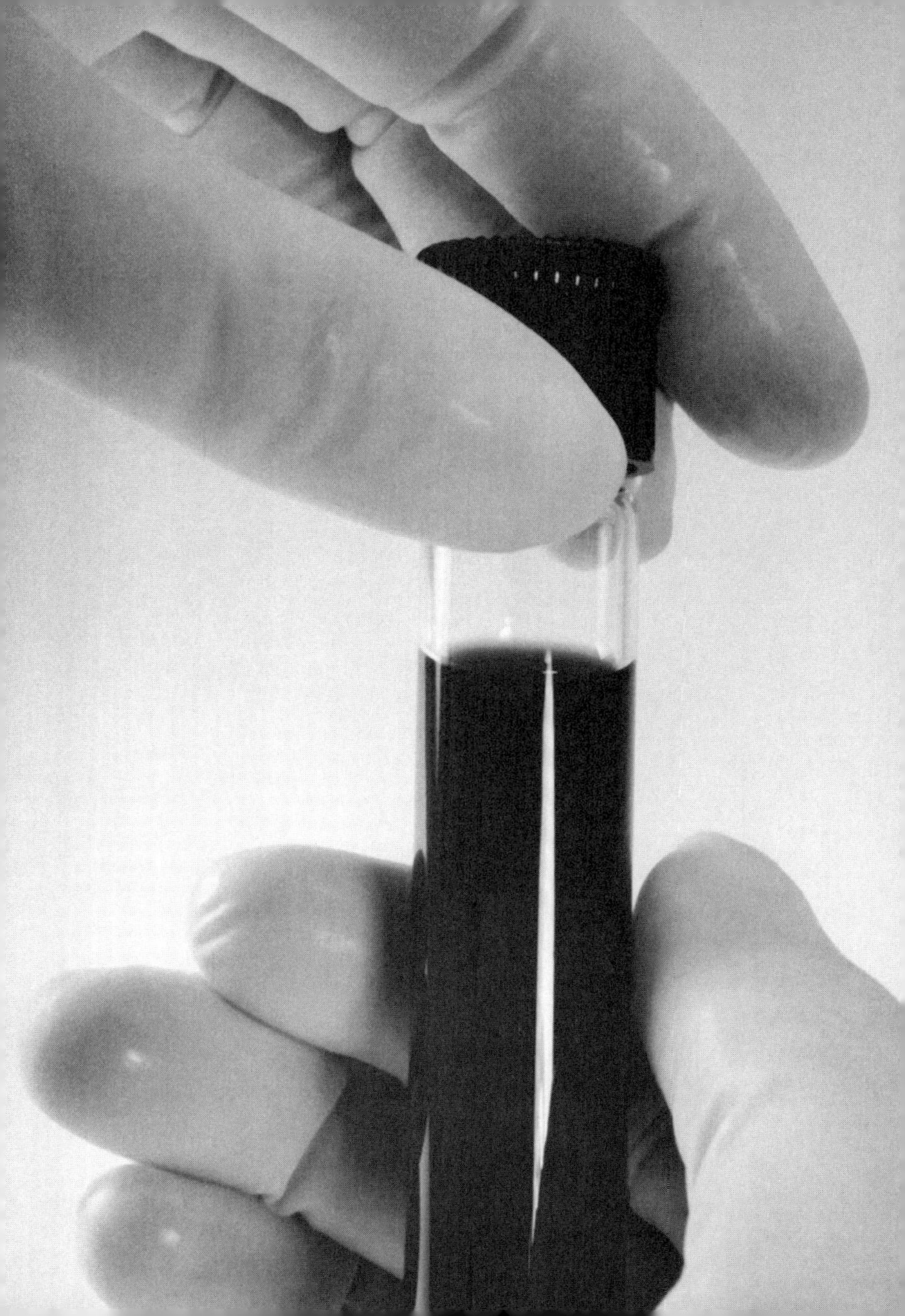

Informationsquelle Blut

Kaum ein Gewebe, kaum eine Flüssigkeit unseres Körpers ist besser erforscht als das Blut. Schon die Ärzte der Antike wussten, dass das Blut weit mehr ist als eine homogene Flüssigkeit. Immer feinere Techniken und Untersuchungsmethoden ermöglichen heute über die Blutanalyse mittels Mikroskop und chemischer Laborverfahren tiefste Einblicke in die Funktionen und Fehlfunktionen des Organismus. Ganze Fachgebiete der Medizin befassen sich ausschließlich mit dem Blut – so ist der Hämatologe ein Spezialist für Erkrankungen des Blutes.

Viel häufiger als zur Feststellung der eigentlichen Bluterkrankungen, wie z. B. der verschiedenen Formen von Blutarmut (Anämien) sowie der verschiedenen Formen von Blutkrebs (Leukämien), wird eine Vielzahl von Labormethoden eingesetzt, die einen Einblick in Erkrankungen von anderen Organen des Körpers gewähren. Durch die Laboratoriumsmedizin und die klinische Chemie werden dem Arzt diese Methoden an die Hand gegeben, die in vielen Fällen erst eine Krankheitserkennung und eine Kontrolle von Behandlungsmaßnahmen ermöglichen.

Die Blutentnahme bzw. -analyse stellt deshalb beim Arztbesuch eine Basis- und Routinemaßnahme dar, die schnell und relativ sicher Aussagen über den gesamten Gesundheitszustand oder den Zustand einzelner Organe machen kann.

Bei einem ersten Check-up werden insbesondere
- das Blutbild (s. S. 32),
- die Blutkörperchensenkungsgeschwindigkeit (s. S. 41) sowie
- die Blutgerinnung (s. S. 43)

kontrolliert.

Die Zusammensetzung des Blutes

Die Menge des Blutes, die beim Menschen in Herz und Gefäßen zirkuliert, beträgt etwa 8 % des Körpergewichtes, d. h., ein 70 kg schwerer Erwachsener besitzt ca. 5 – 6 Liter Blut. Im Labor lässt sich Blut bereits durch die einfache Methode des Zentrifugierens – Schleudern mit hoher Geschwindigkeit – in zwei Komponenten trennen:

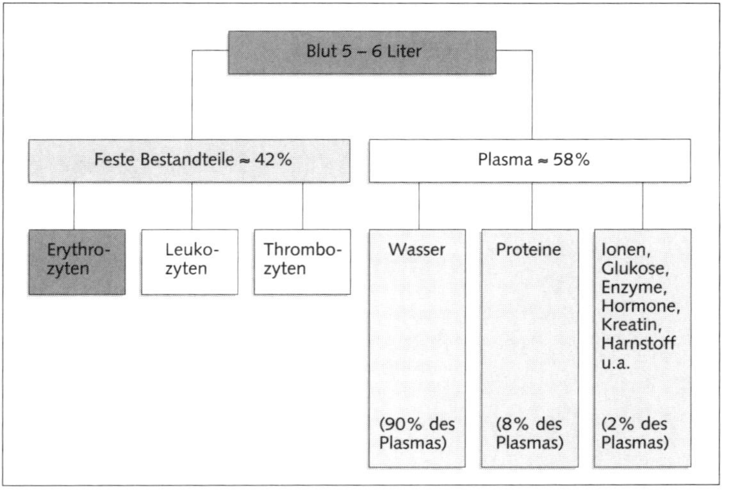

Abb. 2: Die Bestandteile des Blutes

- die festen Bestandteile, die Blutkörperchen, die etwa 40 – 45 % der Gesamtmenge ausmachen, und
- die flüssigen Bestandteile, auch »Blutplasma« genannt, die ca. 55 – 60 % des Blutvolumens bilden.

Entzieht man dem Blutplasma noch die darin enthaltenen Bestandteile, die für die Blutgerinnung verantwortlich sind (Gerinnungsfaktoren), so spricht man von »Blutserum«, welches sich für eine Vielzahl von Laboruntersuchungen bestens eignet.

Feste Blutbestandteile sind überwiegend rote Blutkörperchen (Erythrozyten, s. S. 33) und weiße Blutkörperchen (Leukozyten, s. S. 37). Weitere feste Bestandteile sind die Blutplättchen (Thrombozyten, s. S. 39). Die flüssigen Blutbestandteile (Blutplasma) bestehen aus etwa 90 % Wasser, etwa 8 % Eiweißen (Proteinen) und etwa 2 % Salzen sowie Glukose, Vitaminen, Hormonen, Enzymen u. a.

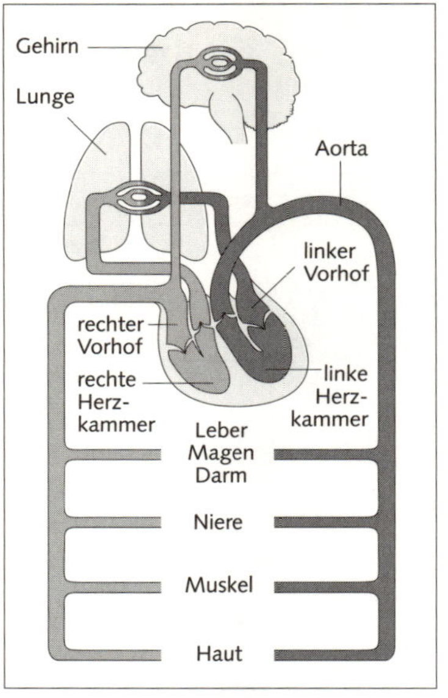

Abb. 3: Der Blutkreislauf

Der Blutkreislauf

Durch das weitverzweigte Netz der Blutgefäße erreicht das Blut jeden Winkel des Körpers und kann dort seinen vielfältigen Aufgaben nachkommen.

Motor des Kreislaufs ist das Herz, das durch seine enorme Leistungsfähigkeit dafür sorgt, dass das Blut im Körper unentwegt in Fluss gehalten wird. Täglich werden vom Herzmuskel etwa 100 0000 Pumpaktionen erbracht, die dafür sorgen, dass über den rechten Teil des Herzens verbrauchtes, sauerstoffarmes Blut aus den Körpervenen aufgenommen und in die Lungen gepumpt wird. Dort wird das Blut mit Sauerstoff beladen, zum linken Teil des Herzens geführt und von dort durch die kräftige linke Herzkammer in die Schlagadern (Arterien) des Körpers ausgeworfen (s. Abb. 3).

Die Arterien führen das sauerstoffreiche Blut vom Herzen weg in die verschiedenen Körperregionen, wobei sie sich in immer kleinere Blutgefäße (Arteriolen) verzweigen.

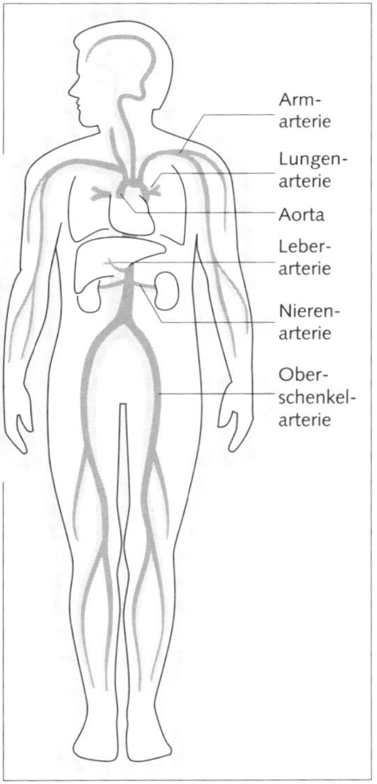

Abb. 4: Die Arterien des Menschen

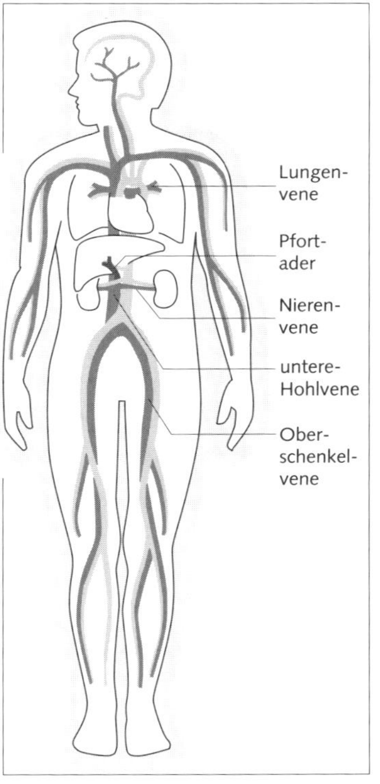

Abb. 5: Die Venen des Menschen

Die kleinsten Blutgefäße schließlich sind nur haarfein und werden Kapillaren genannt. Sie sind der Teil des Kreislaufsystems, an dem der Austausch von Sauerstoff und Nährstoffen zwischen dem Gewebe und dem Blut stattfindet. Einerseits werden hier die erforderlichen Nährstoffe an das Gewebe abgegeben, andererseits werden die Stoffwechselprodukte und Abfallprodukte aufgenommen und über die Venen schließlich wieder in Richtung Herz geführt.

Die wichtigsten Arterien sind in Abb. 4, die wichtigsten Venen in Abb. 5 schematisch dargestellt.

Der Blutdruck

Der Blutdruck ist die Kraft, die das Blut auf die Wände der Blutgefäße ausübt. Verursacht wird der Druck durch die Pumparbeit des Herzens, wobei der erzeugte Druck abhängig ist

- von der Menge des Blutes, das mit jedem Herzschlag vom Herzen ausgeworfen wird (Schlagvolumen),
- von der Beschaffenheit der Blutgefäße,
- von der Menge des sich im Kreislauf befindlichen Blutes (Blutvolumen).

Der Blutdruck wirkt sich sowohl auf die Schlagadern (Arterien) als auch auf die Venen aus. Bei dem Druck, den man mit Hilfe von Blutdruckmessgeräten misst, handelt es sich jedoch stets um den Druck in den Schlagadern. In dem Moment, in dem der Herzmuskel sich zusammenzieht und das Blut in die Schlagadern presst, entsteht der höchste Druck. Er beträgt beim gesunden jungen Erwachsenen etwa 120 mmHg und wird als systolischer Blutdruck bezeichnet. Wenn sich der Herzmuskel entspannt und kein Blut mehr in die Schlagadern drückt, fällt der Blutdruck auf etwa 80 mmHg ab und wird als diastolischer Wert bezeichnet. Die Messung des Blutdrucks sowie die Normalwerte sind auf S. 176 f. dargestellt.

info

Die Aufgaben des Blutes

Als wichtigste Aufgaben des Blutes gelten:

Transportfunktion

Eine der wichtigsten Aufgaben des Blutes ist der Transport von Sauerstoff, Nährstoffen, Abbauprodukten, Salzen, Kohlendioxid und Hormonen zu und von sämtlichen Zellen des Organismus.

Abwehrfunktion

Ein Teil der Blutkörperchen ist speziell darauf abgerichtet, körperfremde Partikel und Krankheitserreger zu bekämpfen sowie entartete oder infizierte körpereigene Zellen zu erkennen. Damit stellt das Blutsystem den Träger des Abwehr- und Alarmsystems unseres Körpers dar, das beständig jede Zelle und jede chemische Verbindung des Körpers »abtastet« und dabei versucht, Fremdes und Schädliches zu erkennen und zu entfernen.

Wärmeregulierung

Nur durch die ständige Blutzirkulation und eine ständige Anpassung der Durchblutung an die äußeren (z. B. Umgebungstemperatur) und inneren (z. B. Muskeltätigkeit) Bedingungen ist es dem menschlichen Organismus möglich, die für den Stoffwechsel erforderliche gleich bleibende Körpertemperatur von etwa 36,5 °C zu erhalten.

Abdichtung von Gefäßwanddefekten

Eine wichtige Aufgabe des Blutes besteht darin, Defekte, »Leckagen« und schadhafte Stellen im eigenen Blutgefäßsystem zu erkennen und schnellstmöglich – bevor ein größerer Blutverlust nach innen oder nach außen auftritt – zu reparieren. Der Körper verfügt deshalb über ein Gerinnungssystem (s. S. 43), das es ermöglicht, Gefäße von innen heraus innerhalb von Minuten abzudichten. Alle Komponenten, die für diese Reparaturarbeiten benötigt werden, kreisen ständig im Blut und können über bestimmte Mechanismen an der benötigten Stelle »zusammengetragen« und aktiviert werden.

Kommunikation
Da Blut in allen Körperregionen vorhanden und ständig im Fluss ist, ist es sehr gut dazu geeignet, körperinterne Daten wie Blutdruck, Blutzuckerspiegel, Salzgehalt, Körpertemperatur an »Fühler« in der Blutbahn weiterzuleiten und chemische Signale von Organen in Form von Hormonen oder hormonähnlichen Substanzen aufzunehmen und an entfernte Organe zu transportieren.

Das Blutbild

Bei nahezu jeder Eingangsuntersuchung, die der Abklärung von Beschwerden und der Suche nach möglichen Krankheitsursachen dient, wird der Arzt u. a. ein Blutbild anfertigen lassen. Dabei werden die einzelnen Zellarten im Blut bestimmt, untersucht und berechnet. Beim »kleinen Blutbild« sind das:

- die roten Blutkörperchen (Erythrozyten),
- der Anteil der Blutzellen am Gesamtblut (Hämatokrit),
- die Menge an rotem Blutfarbstoff (Hämoglobin),

- die weißen Blutkörperchen (Leukozyten),
- die Blutplättchen (Thrombozyten).

Beim »großen Blutbild« oder »Differenzialblutbild« (s. S. 41) werden über die genannten Untersuchungen hinaus noch zusätzlich die weißen Blutkörperchen (Leukozyten) in ihre verschiedenen Untergruppen aufgeteilt, wodurch sich weitere wertvolle Hinweise auf Krankheiten oder deren Verlauf ergeben können.

Rote Blutkörperchen (Erythrozyten)

Die roten Blutkörperchen – jeder Erwachsene besitzt von ihnen etwa 30 000 Milliarden – sind für den Transport des Sauerstoffs verantwortlich. Sie werden im Knochenmark gebildet und benötigen für ihre Erzeugung eine Reihe von Substanzen wie z. B. Eisen, Vitamin B_{12} und Folsäure. Die Lebensdauer der roten Blutkörperchen im Blut beträgt etwa 120 Tage, dann werden sie vom Körper vorwiegend in der Milz »ausgesondert«, abgebaut und ihre »Rohstoffe« zum größten Teil wieder »recycelt«.

→ Normalwerte

Erwachsene	Männer	4,5 – 5,6 Millionen/µl
	Frauen	3,9 – 5,1 Millionen/µl
Kinder	Neugeborene	4,3 – 6,4 Millionen/µl
	1. Monat	3,8 – 5,9 Millionen/µl
	1. Jahr	3,6 – 5,5 Millionen/µl
	2–12 Jahre	3,8 – 5,4 Millionen/µl

↗ Zu hohe Werte

Eine Vermehrung der roten Blutkörperchen (Polyglobulie) findet sich im Vergleich zur Anämie eher selten.

Ursachen hierfür können sein:

- ein verringertes äußeres Angebot von Sauerstoff an den Körper (z. B. beim Aufenthalt in großen Höhen),
- ein verringertes »inneres« Angebot von Sauerstoff an den Körper (z. B. bei chronischen Lungen- oder Herzerkrankungen),
- eine Erkrankung des Knochenmarks mit Überproduktion von roten Blutkörperchen.

↘ Zu niedrige Werte

Ein Mangel an roten Blutkörperchen (Anämie) kann zustande kommen durch

- Verlust an Erythrozyten, z. B. bei Blutungen nach innen oder nach außen,
- ungenügenden oder fehlerhaften Aufbau der Erythrozyten oder
- zu schnellen Abbau bzw. eine Zerstörung der Erythrozyten im Organismus.

Am häufigsten findet sich der ungenügende Aufbau von Erythrozyten, der wiederum meistens eine Folge von Mangel an Eisen, Vitamin B_{12} oder Folsäure ist (s. dazu S. 91 ff.).

Um die Ursache eines Mangels oder einer Vermehrung an roten Blutkörperchen erkennen zu können, wird der Arzt in jedem Fall im Labor eine Reihe weiterer Messgrößen des Blutes

(Hämoglobin, Hämatokrit) und speziell auch der Erythrozyten (MCV, MCH) bestimmen lassen.

Blutfarbstoff (Hämoglobin)

Der wichtigste Bestandteil der Erythrozyten ist der rote Blutfarbstoff, das Hämoglobin. Er macht 90 % des Trockengewichts der Erythrozyten aus und ist für den Sauerstofftransport verantwortlich. Dieser Vorgang erfolgt, indem der rote Blutfarbstoff den Sauerstoff an sich bindet, in alle Gewebe transportiert und dort im Austausch gegen Kohlendioxid abgibt. Blut, dessen Hämoglobin mit Sauerstoff beladen ist, hat eine hellrote Farbe, sauerstoffarmes Blut dagegen eine dunkle Farbe. Da sauerstoffreiches Blut in Arterien, sauerstoffarmes Blut dagegen in Venen fließt, lässt sich oft schon anhand der Blutfarbe unterscheiden, ob eine Blutung arteriellen oder venösen Ursprungs ist.

→ Normalwerte

Erwachsene	Männer	14,0 – 17,5 g/dl
	Frauen	12,3 – 15,3 g/dl
Kinder	Neugeborene	16,2 – 25,5 g/dl
	1. Monat	10 – 24 g/dl
	1. Jahr	9,0 – 14,6 g/dl
	2 – 10 Jahre	9,2 – 15,5 g/dl

↗ Zu hohe Werte

Eine Erhöhung des Hämoglobins geht in aller Regel mit einer Vermehrung der roten Blutkörperchen (Polyglobulie) einher, die möglichen Ursachen sind daher die gleichen wie für eine erhöhte Erythrozytenzahl (s. o.).

↘ Zu niedrige Werte

Der Hämoglobinwert verhält sich normalerweise gleichsinnig wie die Erythrozytenzahl. Ein Mangel an Erythrozyten bedeutet also auch einen Mangel an rotem Blutfarbstoff. Ein erniedrigter Hämoglobinwert ist deshalb auch ein Merkmal für eine Blutarmut (Anämie).

Hämatokrit

Der Hämatokrit (Hk) gibt an, welchen Anteil die festen Blutbestandteile, d. h. die Blutkörperchen, am Gesamtblut (also feste und flüssige Anteile zusammen) haben. Mit Hilfe einer Zentrifuge wird das Blut dazu in seine festen und flüssigen Bestandteile aufgetrennt und die prozentuale Aufteilung abgelesen.

→ Normalwerte

Erwachsene	Männer	40 – 52 %
	Frauen	35 – 47 %
Kinder	Neugeborene	48 – 60 %
	1. Monat	40 – 50 %
	3. Monat	36 – 51 %
	1 – 12 Jahre	37 – 49 %

↗ Zu hohe Werte

Eine Erhöhung des Hämatokrits bedeutet entweder eine Vermehrung der festen Blutbestandteile (Polyglobulie, s. S. 34) oder eine Verminderung der flüssigen Blutbestandteile (zu starke Entwässerung des Körpers, Eindickung des Blutes).

↘ Zu niedrige Werte

Ein erniedrigter Hämatokritwert besagt, dass entweder die festen Anteile des Blutes vermindert sind (entsprechend müssten dann die Zahl der Erythrozyten und das Hämoglobin erniedrigt sein) oder dass der flüssige Anteil des Blutes (z. B. bei einer Überwässerung des Körpers) erhöht ist.

Eine Beurteilung des roten Blutbildes wird niemals anhand eines einzelnen Laborwertes erfolgen, sondern setzt immer eine Kenntnis der verschiedenen Parameter – z. B. Erythrozytenzahl, Hämoglobin und Hämatokrit – voraus.

Weiße Blutkörperchen (Leukozyten)

Die weißen Blutkörperchen (Leukozyten) werden auch als »Polizei des Blutes« bezeichnet, da sie in bedeutender Weise an der Abwehr von Fremdstoffen und Krankheitserregern beteiligt sind. Wann immer der Organismus durch das Auftreten von »Feinden«, wie z. B. Bakterien, Pilzen, Fremdkörpern, oder auch durch extreme körperliche oder psychische Belastung in Alarmbereitschaft versetzt wird, werden die Leukozyten mobilisiert und beginnen – sofern erforderlich – ihren Kampf gegen »Eindringlinge« und zur Abwehr von Entzündung.

→ Normalwerte

Erwachsene		3600–10 000 /µl
Kinder	Neugeborene	9000 – 34 000/µl
	1. Monat	5000 – 21 000/µl
	1. Jahr	6000 – 17 000/µl
	4 Jahre	5500 – 14 500/µl
	10 Jahre	4500 – 13 500/µl

↗ Zu hohe Werte

Die häufigste Ursache für eine Vermehrung der weißen Blutkörperchen ist eine Auseinandersetzung des Körpers mit Entzündungen, die nicht von Viren, sondern von Bakterien, Pilzen und Parasiten (z. B. Malariaerregern) hervorgerufen wurden. Weiterhin kann jede Form von extremem Stress und jeder Schockzustand eine (meist nur kurz anhaltende) Vermehrung der Leukozyten bewirken. Stark ausgeprägte Erhöhungen der Leukozytenzahl finden sich bei den schwersten Erkrankungen des Blutsystems, den Leukämien.

Leukämien entstehen durch krebsartige ungehemmte Vermehrung von reifen »fertigen« oder unreifen »unfertigen« weißen Blutkörperchen im Knochenmark. Diese überschwemmen den Körper, verdrängen die anderen Bestandteile des Blutes und legen im Extremfall und ohne Behandlung Abwehrsystem, Blutgerinnung und Sauerstofftransport lahm.

Nach der Art der vermehrten Leukozyten und der Art der Vermehrung werden akute und chronische Leukämien unterschieden. Es gibt, in Abhängigkeit von der Art der Leukämie, hochdramatische Krankheitsverläufe, die ohne Behandlung innerhalb kurzer Zeit zum Tode führen, oder aber solche, die über Jahre ohne große Beschwerden einhergehen. Die Behandlungsmethoden richten sich nach dem Ausmaß der Erkrankung und reichen vom »Abwarten und Beobachten« bis hin zum Einsatz von Krebsmedikamenten, Bestrahlungen und Knochenmarktransplantationen.

↘ Zu niedrige Werte

Verminderte Leukozytenwerte lassen sich im Rahmen schwerster Infektionen als Ausdruck der Erschöpfung des Abwehrsystems, bei Schädigungen des Knochenmarks (z. B. durch Medikamente, Röntgenstrahlung oder chemische Substanzen), bei vielen Virusinfektionen und bei bestimmten Erkrankungen des Blutsystems finden.

Blutplättchen (Thrombozyten)

Die Blutplättchen (Thrombozyten) sind ein wichtiger Zellbestandteil des Blutes, mit dessen Hilfe Gefäßverletzungen – sofern sie nicht zu groß sind – innerhalb von normalerweise ein bis drei Minuten verschlossen werden. Wird ein Gefäß verletzt, so lagern sich die Thrombozyten an die Wundränder an und bilden einen Blutpfropfen (Thrombus), der einen weiteren Blutverlust verhindern soll. Darüber hinaus geben die Blutplättchen »Botenstoffe« ins Blut ab, die die Blutgerinnung in Gang bringen und andere Blutzellen zur Reparatur des Defektes heranlocken.

➔ Normalwerte

Erwachsene		180 000 – 400 000/µl Blut
Kinder	Neugeborene	160 000 – 320 000/µl
	1. Monat	160 000 – 380 000/µl
	1. Jahr	200 000 – 360 000/µl
	10 Jahre	200 000 – 360 000/µl

↗ Zu hohe Werte

Vorübergehende Erhöhungen der Thrombozytenzahlen finden sich z. B. nach schweren Infektionskrankheiten, nach akuten Blutverlusten oder nach Entfernung oder Verletzung der Milz (diese dient als Speicherorgan für die Blutplättchen). Stark erhöhte Thrombozytenwerte führen zu einem erhöhten Thromboserisiko.

↘ Zu niedrige Werte

Die Ursache für erniedrigte Thrombozytenzahlen kann in einer Produktionsstörung im Knochenmark liegen, z. B. bei Schädigungen durch Strahlen oder durch Medikamente, aber auch durch einen dauernden Mangel an Vitamin B_{12} und Folsäure. Weiterhin können bösartige Erkrankungen des Knochenmarks (z. B. Leukämien) die Neubildung von Blutplättchen verringern oder verhindern. Stark erniedrigte Thrombozytenzahlen führen zum Versagen des Mechanismus der Blutgerinnung – die Blutungsgefahr kann lebensbedrohliche Ausmaße annehmen!

Das Differenzialblutbild

Bei vielen Erkrankungen oder Veränderungen des Blutes sind Informationen, die über die bereits genannten Bestimmungen hinausgehen, enorm wichtig. Solche Informationen kann der Arzt vom Labor, z. B. aus einer genauen Unterteilung der weißen Blutkörperchen sowie einer näheren Beurteilung der roten Blutkörperchen und der Blutplättchen unter dem Mikroskop, erhalten. Die weißen Blutkörperchen (Leukozyten) können dabei in zahlreiche Gruppen unterteilt werden, etwa in Lymphozyten, Granulozyten und Monozyten.

Weitere Unterteilungen, z. B. der Granulozyten in neutrophile, eosinophile und basophile Granulozyten oder der Lymphozyten in T- und B-Lymphozyten, sind möglich. Inwieweit sie allerdings erforderlich sind und welche Bedeutung Veränderungen beizumessen ist, muss im Einzelfall vom erfahrenen Arzt entschieden werden.

Die Blutkörperchensenkungsgeschwindigkeit (Blutsenkung, BSG, BKS)

Die Messung der Geschwindigkeit, mit der die festen Bestandteile des Blutes in einem senkrecht stehenden Messröhrchen in einer bestimmten Zeit absinken, wird als Blutkörperchensenkungsgeschwindigkeit bezeichnet. Sie ist die älteste und bekannteste Methode zur Feststellung einer Entzündung im Körper. Routinemäßig wird sie bei fast jeder Blutuntersuchung mit durchgeführt, indem eine geringe Menge der Blutprobe (1,6 ml) mit Zitronensäure versetzt (zur Verhinderung der Blutgerinnung) und anschließend in einem 200 mm hohen Messröhrchen aufgezogen wird. Nach einer Stunde wird abgelesen, wie viele Millimeter rote Blutkörperchen sich am Boden des Messröhrchens abgesetzt haben.

→ Normalwerte

Männer	< 50 Jahre	< 15 mm
	> 50 Jahre	< 20 mm
Frauen	< 50 Jahre	< 20 mm
	> 50 Jahre	< 30 mm
Kinder		< 10 mm

↗ Zu hohe Werte

Eine erhöhte Blutsenkung ist in erster Linie ein Hinweis auf eine akute oder chronische Entzündung im Körper. Der Ort oder die Art der Entzündung können durch die Blutsenkung nicht bestimmt werden. Ebenfalls erhöhte Werte für die Blutsenkung finden sich häufig bei Tumoren, bei Leberschäden, bei Nierenerkrankungen, bei Anämien und in der Schwangerschaft.

↘ Zu niedrige Werte

Eine erniedrigte Blutsenkung liegt immer dann vor, wenn der Anteil der festen Blutbestandteile gegenüber den flüssigen Anteilen erhöht ist. Dies ist bei bestimmten Störungen der Blutbildung (krankhafte Vollblütigkeit, fehlerhaften Blutkörperchen), aber auch als Nebenwirkung mancher Medikamente der Fall.

Die Blutgerinnung

Wird ein Blutgefäß verletzt, so fließt Blut heraus, und zwar umso mehr, je größer die Verletzung ist. Ohne Gegenmaßnahmen des Körpers wäre die Gefahr des Verblutens ständig vorhanden, denn Gefäßdefekte und »Rohrbrüche« verschiedenster Größenordnung sind bei dem rund 100 000 km langen Blutgefäßnetz des Menschen sowohl durch »Materialermüdung« als auch durch Einflüsse von außen an der Tagesordnung. Zum Schutz vor Blutverlust verfügt der Organismus deshalb über ein perfektes Sicherheitssystem, das Gerinnungssystem.

Die Hauptkomponenten des Gerinnungssystems

- 1. Gefäßreaktion: Diese beruht auf der Fähigkeit der Blutgefäße, sich nach einer Verletzung zusammenzuziehen.
- 2. Blutstillung: Diese erfolgt durch die Blutplättchen (Thrombozyten), die sich sofort nach einer Verletzung an der »Unfallstelle« an den Rändern des Gefäßes zusammenklumpen und augenblicklich einen Pfropf bilden, der kleine Wunden provisorisch verstopfen kann.
- 3. Gerinnung (im engeren Sinne): Diese kommt durch die Gerinnungsfaktoren zustande, die die eigentliche Blutgerinnung mit der Entwicklung von Blutkoagulen in Gang setzen und die Reparatur des Defektes einleiten.

An dem letzten Schritt sind über 30 verschiedenste Eiweiße – die Gerinnungsfaktoren – beteiligt, die im Blutplasma, in den

Thrombozyten und in den Wänden der Blutgefäße vorhanden sind und sich in einer Art Kettenreaktion, der Gerinnungskaskade, gegenseitig aktivieren. Das Fehlen einer dieser Komponenten führt dazu, dass die Blutgerinnung nur sehr verlangsamt oder gar nicht abläuft und geringste Verletzungen lebensbedrohliche Ausmaße annehmen können.

Eine orientierende Untersuchung des Blutgerinnungssystems wird heutzutage routinemäßig vor jedem operativen Eingriff veranlasst. Die Tests, die dabei durchgeführt werden, beinhalten in aller Regel

- die Bestimmung der Thrombozytenzahl (s. S. 39),
- den Quick-Test (siehe unten) und
- die partielle Thromboplastinzeit (PTT s. S. 45).

Quick-Test (Thromboplastinzeit, Prothrombinzeit)

Der Quick-Test gibt Auskunft darüber, ob eine Reihe wichtiger, genau definierter Gerinnungsfaktoren intakt ist. Dazu wird eine Blutprobe zur Gerinnung gebracht, die Zeit bis dahin gemessen und mit den Normalwerten verglichen.

Der Quick-Test dient auch zur Kontrolle einer Behandlung mit gerinnungshemmenden Medikamenten, wie sie z. B. nach Thrombosen oder nach Herzinfarkt bei bestimmten Menschen durchgeführt wird.

→ Normalwerte 70 – 130 %

INR (International Normalized Ratio)

Die INR ist ein weltweit standardisierter Quick-Wert und sollte diesen zwecks besserer Vergleichbarkeit ersetzen.

→ **Normalwerte**	1,0
→ **therapeutische Werte**	2,0 – 3,5 (z. B. bei Blutgerinnungshemmung)

Partielle Thromboplastinzeit (PTT)

Die Bestimmung der PTT gibt ebenfalls einen Überblick über das Funktionieren einer ganzen Kette von Gerinnungsfaktoren. Auch hier wird eine Blutprobe durch Hinzugeben eines bestimmten Faktors zur Gerinnung gebracht und die Zeit bis dahin gemessen.

→ **Normalwerte** 26 – 36 Sekunden

Immer dann, wenn die beschriebenen groben Suchtests Hinweise auf Störungen des Gerinnungssystems geben, ist es notwendig, eine Reihe weitergehender Untersuchungen des Blutgerinnungssystems zu veranlassen, so dass schließlich genau aufgezeigt werden kann, welcher Gerinnungsfaktor für die Störung verantwortlich ist. Besondere Bedeutung hat die Suche bei Verdacht auf die erblich bedingte Bluterkrankheit (Hämophilie), bei der bestimmte Gerinnungsfaktoren defekt sind.

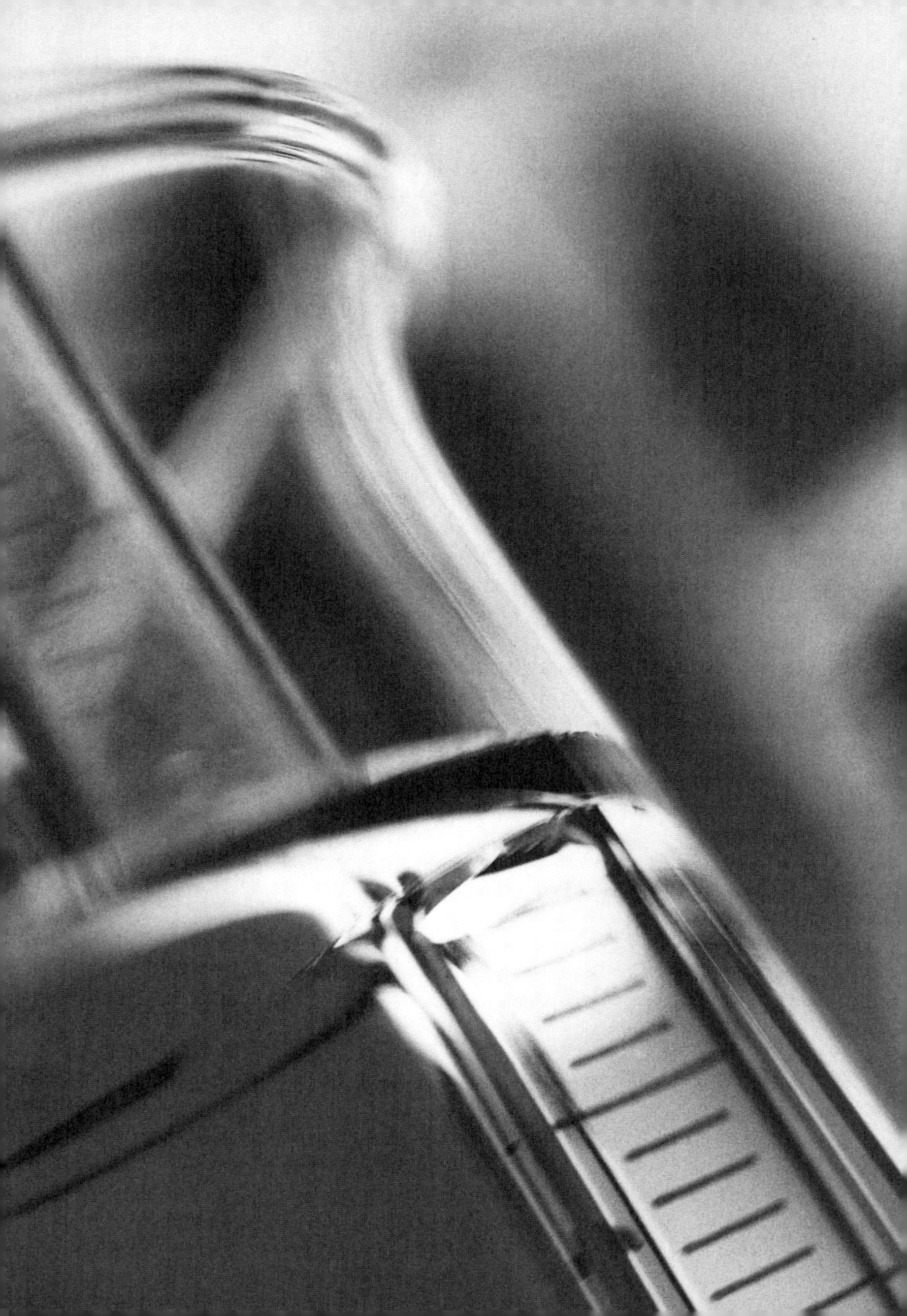

Informationsquelle Harn

Die für den Körper überflüssigen oder sogar giftigen Abfallstoffe, die bei der Umwandlung der Nährstoffe in Energie entstehen, werden nach der Reinigung des Blutes in den Nieren mit dem Harn ausgeschieden. Die Bestandteile des Harns, aber auch seine Menge, Farbe und sein spezifisches Gewicht können wichtige Informationen über die Funktionsfähigkeit der Nieren und anderer Organe und Stoffwechselsysteme liefern. Wenn sich auch die Methoden geändert haben, so ist doch die Idee, die Harnuntersuchung als Hilfsmittel zur Erkennung von Krankheiten oder möglichen Störungen des Körpers einzusetzen, schon sehr alt: Als bekanntes Beispiel sei die Zuckerkrankheit genannt, die ihren Namen durch den angeblich honigsüßen Beigeschmack des Harns der Zuckerkranken erhielt.

Die Zusammensetzung des Harns

Die tägliche Harnmenge beträgt etwa 1,5 Liter, wobei dieser Endharn zu 95 % aus Wasser besteht. Der wichtigste in Wasser gelöste Bestandteil des Harns ist der Harnstoff (s. auch S. 81), ein Stoffwechselendprodukt des Eiweißstoffwechsels, das in der Leber gebildet wird und von dem täglich ca. 25 g ausgeschieden werden. Außerdem werden mit dem Harn noch in größerer Menge die schwer wasserlösliche Harnsäure (ca. 1 g pro Tag, s. auch S. 83) sowie das Kreatinin (ca. 1,5 g pro Tag, s. auch S. 141), das aus dem Muskelstoffwechsel und dem Fleisch der Nahrung stammt, entfernt.

Darüber hinaus enthält der Harn Salze, und zwar neben Kalksalzen vor allem Kochsalz, von dem ca. 10 g täglich ausgeschieden werden. Schließlich findet man im Harn noch ca. 3 g Phosphate und unterschiedliche Mengen organischer Säuren wie Oxalsäure oder Zitronensäure.

Die Harnfarbe

Die gelbliche Harnfarbe kommt hauptsächlich durch Urobilinogen, ein Abbauprodukt des Blutfarbstoffs Häm, und Urochrom, ein Produkt des Eiweiß- und Hämoglobinstoffwechsels, zustande. Ist der Harn schmutzig-braun oder rötlich, weist das auf eine Nieren- bzw. Harnwegsblutung hin; ist er dagegen trübe oder weißlich-cremig, liegt der Verdacht auf eine Infektion mit Beimengung von weißen Blutkörperchen nahe.

Der Harnstatus

Heutzutage lassen sich bereits ohne großen zeitlichen, apparativen und finanziellen Aufwand mit Hilfe von Teststreifen orientierende Aussagen über das Vorhandensein »krankhafter« Harnbestandteile wie weiße und rote Blutkörperchen, Zucker, Nitrit, Eiweiß, Ketonkörper, Bilirubin und Urobilinogen sowie über den pH-Wert (Säure- oder Laugengehalt) und das spezifische Gewicht des Harns machen.

Der Streifentest

Die gängigen Harnteststreifen enthalten mehrere Reaktionszonen, die mit verschiedenen Reagenzien bestrichen sind. Je nach Konzentration der entsprechenden Stoffe im Harn wird dann in der jeweiligen Reaktionszone eine bestimmte Farbreaktion ausgelöst.

Dazu wird der Teststreifen kurz in den frisch gelassenen Urin (bei einigen Stoffen eignet sich insbesondere der Morgenurin) getaucht und das Ergebnis nach 1 – 2 Minuten auf der Farbvergleichsskala abgelesen.

Weitere Informationen aus dem Harn

Zur gründlicheren Harnanalyse können Harnuntersuchungen im Labor veranlasst werden, wie etwa der Nachweis fester Bestandteile wie Zellen, Bakterien, Zylinder und Kristalle unter dem Mikroskop (s. S. 143) sowie der genaue mengenmäßige

Nachweis der gewünschten Bestandteile durch die entsprechenden spezifischen Nachweisreaktionen.

Welche vielfältigen Informationen der Harn mittels spezieller Testmethoden bei bestimmten Verdachtsdiagnosen liefern kann, zeigt Tabelle 1.

Tab. 1: Weiterführende Harnuntersuchungen

Bei Verdacht auf	Untersuchung des Harns auf	Testmethoden
Infektionen im Bereich der Nieren und Harnwege	Bakterien, rote und weiße Blutkörperchen, Zellbestandteile aus Niere und Harnwegen	Streifentests, Harnkultur (Bebrüten des Harns im Labor), Keimzahlbestimmung, Antibiogramm, Harnsediment
Nierenschäden im Frühstadium	minimale Eiweißmengen Kreatinin und Harnstoff im Sammelurin	Teststreifen (z. B. Mikraltest®) Spezielle Laboruntersuchungen aus Sammelurin
Nieren- oder Blasensteinen	Harnsteine (z. B. im Harnsediment, im Sieburin)	Analyse von dort gefundenen Kristallen (z. B. mittels Mikroskopie, spezieller Laboruntersuchungen)
Störungen im Knochenstoffwechsel, z. B. auch Osteoporose	Phosphat, Kalzium, Abbauprodukte bestimmter Eiweiße	spezielle Laboruntersuchungen (aus Sammelurin)
Tumoren im Bereich der Nieren und Harnwege	rote Blutkörperchen (Hämaturie) roten Blutfarbstoff (Hämoglobinurie)	Streifentests, Harnsediment

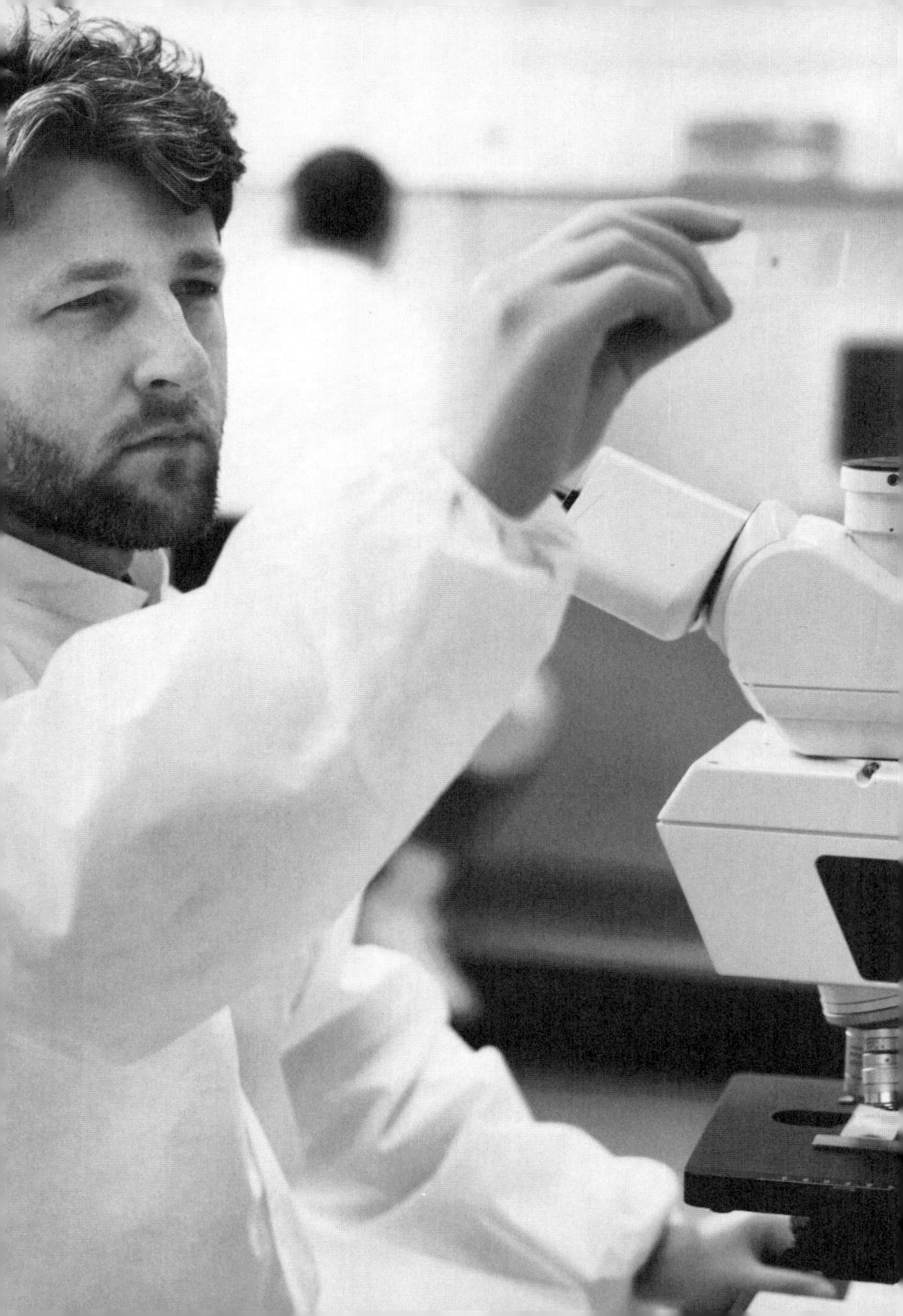

Laborwerte zur Feststellung von Stoffwechselerkrankungen

Bei Stoffwechselerkrankungen sind die chemischen Auf-, Ab- oder Umbauvorgänge im Körper gestört. Mit Hilfe von Laborwerten lassen sich die Versorgungssituation des Körpers mit Nährstoffen (Kohlenhydrate, Fette, Eiweiße) und anderen lebensnotwendigen Substanzen (Vitamine, Mineralstoffe, Spurenelemente) sowie das Vorhandensein körpereigener Botenstoffe (Hormone) beurteilen. Analysiert man Zwischen- und Endprodukte des Stoffwechsels, so sind Rückschlüsse auf die Funktionsfähigkeit und auf mögliche Störungen der beteiligten Organe und Systeme möglich.

Der Kohlenhydratstoffwechsel

Der menschliche Körper benötigt ständig Energie, damit seine Muskeln und Organe arbeiten können und die Körpertemperatur aufrechterhalten werden kann. Als Hauptenergiequelle für unseren Körper sind dabei neben den Eiweißen und Fetten die Kohlenhydrate als schnell verfügbarer »Treibstoff« für den Organismus unentbehrlich. Ihren Namen haben die Kohlenhydrate daher, dass sie sich rein chemisch gesehen aus Kohlenstoff, Wasserstoff und Sauerstoff zusammensetzen und somit Wasserverbindungen (Hydrate) des Kohlenstoffs darstellen.

Der wohl bekannteste Vertreter der Kohlenhydrate ist der Traubenzucker (Glukose), der als einfach aufgebautes Zuckermolekül (Monosaccharid) ebenso wie der Fruchtzucker (Fruktose) und die Galaktose von fast allen Körperzellen direkt als Rohstoff zur Energiegewinnung herangezogen werden kann. Nur ein geringer Teil der Kohlenhydrate wird jedoch bereits als fertig verwertbare Glukose, Fruktose oder Galaktose aufgenommen, den größten Teil der in der Nahrung enthaltenen Kohlenhydrate nimmt der Mensch in Form von größeren und komplizierter aufgebauten Zuckermolekülen, so genannten Zwei- oder Vielfachzuckern (Di- oder Polysacchariden), auf.

Bekannte Vertreter der Zweifachzucker sind z. B. der Rohr- oder Rübenzucker (Saccharose) bzw. der Milchzucker (Laktose). Wichtigster Vertreter der Vielfachzucker ist die Stärke (Amylose), die sich in großen Mengen in pflanzli-

chen Nahrungsmitteln wie etwa Kartoffeln, Mais oder Reis befindet. Die Mehrfachzucker können vom Körper erst in Energie umgewandelt werden, nachdem sie durch Verdauungssäfte wieder überwiegend in ihre kleinsten Bausteine, die Glukosemoleküle, zerlegt worden sind.
Wichtigster Energieträger des Menschen ist damit die Glukose!

Neben den Verdauungssäften spielt beim Glukosestoffwechsel ein von der Bauchspeicheldrüse gebildetes Hormon, das Insulin, eine zentrale Rolle. Nur mit seiner Hilfe gelingt es dem Körper, die Glukose aus dem Blut in die einzelnen Zellen aufzunehmen und in der Zelle zu verwerten. Es ist damit das einzige Hormon des Menschen, das den Blutzuckerspiegel senken kann. Ein Mangel an Insulin führt zur häufigsten Stoffwechselerkrankung, der Zuckerkrankheit (Diabetes mellitus).

info

Diabetes mellitus (Zuckerkrankheit)

Wenn die Bauchspeicheldrüse zu wenig Insulin produziert oder wenn der Körper das Insulin nicht richtig verwerten kann, wird der Zucker nicht richtig in die Zellen aufgenommen und nicht ausreichend verarbeitet. Dadurch steigt der Zuckerspiegel im Blut an und wird schließlich, ohne dass er in den Zellen zu Energie umgewandelt werden konnte, mit dem Urin wieder ausgeschieden.
Der Name Diabetes mellitus für die Zuckerkrankheit bedeutet

so viel wie »honigsüßes Durchfließen« und beinhaltet, dass normalerweise im Urin kein Zucker nachweisbar ist und das Auftreten von Zucker im Urin als wichtiger Hinweis für eine Zuckerkrankheit zu werten ist. Die Zahl der Zuckerkranken ist hoch, etwa 7–8 % der Bevölkerung leiden an dieser Stoffwechselstörung. Allein in Deutschland sind über 5 Millionen Menschen betroffen! Die Ursachen für die Entstehung der Zuckerkrankheit sind nicht vollständig aufgeklärt, zwei Arten von Diabetes mellitus – nämlich Typ I und Typ II – werden jedoch grundsätzlich unterschieden:

Diabetes mellitus Typ I

Bei dieser Form, die insgesamt relativ selten auftritt – in Deutschland gibt es etwa 250000 Betroffene –, von der aber vorwiegend junge Menschen betroffen sind, kommt es durch noch nicht geklärte Mechanismen zu einer zunehmenden Zerstörung der Insulin produzierenden Zellen der Bauchspeicheldrüse. Sind mehr als 80 % zerstört, so ist die Verarbeitung der Glukose nicht mehr in normalem Umfang möglich, der Blutzucker steigt an und führt zu den meist typischen Erscheinungen des Typ-I-Diabetes, nämlich

- Gewichtsverlust trotz normaler Nahrungszufuhr,
- großem Durst und übermäßiger Harnproduktion,
- Leistungsabfall und Infektanfälligkeit.

Der Typ-I-Diabetiker benötigt zum Überleben lebenslang Insulin!

Diabetes mellitus Typ II

Die Mehrzahl aller Zuckerkranken leidet unter einer Zuckerkrankheit vom Typ II, bei der es zumeist durch eine erbliche Veranlagung, vorwiegend in Kombination mit Risikofaktoren wie Übergewicht und Bewegungsmangel, zu einer Erschöpfung der Produktion von Insulin sowie zu einer verminderten Ansprechbarkeit der Körperzellen auf Insulin kommt. Der Diabetes mellitus Typ II tritt deshalb praktisch immer erst im höheren Lebensalter auf (Alterszucker) und wird in erster Linie mit Diät und Medikamenten, die die Produktion von Insulin in der Bauchspeicheldrüse fördern, behandelt; erst im Spätstadium oder bei schweren Fällen ist die Gabe von Insulin erforderlich.

Was macht die Zuckerkrankheit so gefährlich?

Hohe Zuckerspiegel im Blut machen an sich praktisch keine Beschwerden, schätzungsweise 1–2 Millionen Menschen in Deutschland wissen wohl deshalb überhaupt nichts von ihrer Erkrankung.

Erste Anzeichen für eine Zuckerkrankheit sind oft nur

- häufiges Wasserlassen,
- übermäßiger Durst und
- allgemeine körperliche Schwäche; verminderte Leistungsfähigkeit.

Nur selten – und das meistens nur beim Typ-I-Diabetiker – steigen die Zuckerwerte so stark an, dass es zu einer lebensgefährlichen Stoffwechselstörung mit Koma kommt und eine sofortige intensivmedizinische Behandlung erforderlich ist. Ansonsten können erhöhte Zuckerspiegel jahrelang unbemerkt vorhanden sein. Hohe Blutzuckerspiegel schädigen aber auf Dauer praktisch alle Gefäße des Körpers. Bereits nach 5–10 Jahren mit erhöhten Blutzuckerwerten treten Folgeerkrankungen als Zeichen der Blutgefäßschädigung auf:

- Herzinfarkt, Schlaganfall, Durchblutungsstörungen in den Beinen als Folge der zunehmenden Verkalkung (Arteriosklerose) der großen arteriellen Blutgefäße.
- Sehverlust bis hin zur Erblindung als Folge der Erkrankung der kleinen Blutgefäße im Auge.
- Nierenschädigungen bis hin zum Totalausfall der Nieren und der Notwendigkeit einer regelmäßigen Dialyse durch die Störungen der Nierendurchblutung.
- Gefühlsstörungen und Dauerschmerzen, besonders an den Beinen, als Folge einer Nervenschädigung.
- Wundheilungsstörungen an der Haut, insbesondere am Fuß, bis hin zum Gewebsuntergang und der Notwendigkeit von Amputationen.

Nur die rechtzeitige Entdeckung der Zuckerkrankheit und eine konsequente Behandlung können diese Spätschäden verhindern!

Blutzucker

Die Bestimmung des Blutzuckers erfolgt entweder aus Venenblut, wie beispielsweise durch Blutentnahme aus der Armbeuge, oder einfacher und schneller durch Blutentnahme aus der Fingerkuppe oder dem Ohrläppchen.

Bei den letzteren Blutentnahmetechniken wird sauerstoffreiches (arterielles) Blut entnommen, dessen Zuckergehalt mit einfachen elektronischen Blutzuckermessgeräten innerhalb von Sekunden bestimmt werden kann; diese Methode eignet sich deshalb auch zur Selbstkontrolle durch den Zuckerkranken (s. Abb. 6 a – h). In 100 ml Blut sind beim gesunden Menschen 60 – 100 mg Zucker enthalten, wenn er zuvor nichts gegessen hat. Nach dem Essen sollten die Werte nicht über 140 mg/100 ml ansteigen. Ein Mensch, bei dem diese Werte dauernd deutlich überschritten werden, ist zuckerkrank.

Wiederholte Werte von mehr als 120 mg/dl sprechen für das Vorliegen einer Zuckerkrankheit!

→ Normalwerte

Nüchternwerte (d. h. nach mindestens 12-stündigem Fasten): 60 – 100 mg/dl.

Als Grenzbereich gelten Werte von 100 – 120 mg/dl.

↗ Zu hohe Werte

Grundsätzlich weisen erhöhte Blutzuckerwerte auf eine Zuckerkrankheit (Diabetes mellitus) hin, wobei aber zu beachten ist, dass ein einzelner erhöhter Blutzuckerwert noch kein Beweis für das Vorhandensein einer Zuckerkrankheit ist. Besonders wichtig ist die Frage, in welchem Abstand zur letzten Nahrungsaufnahme die Blutzuckerbestimmung erfolgt ist. Nach extrem kohlenhydratreicher Nahrung können sich nämlich Blutzuckerwerte von bis zu 220 mg/dl finden, ohne dass eine Zuckerkrankheit vorliegt.

↘ Zu niedrige Werte

Die wohl häufigste Ursache für das Auftreten erniedrigter Blutzuckerwerte ist die Überdosierung von Medikamenten, die zur Blutzuckersenkung verabreicht werden (Antidiabetika). Auch Mangelernährung, extreme körperliche Arbeit, Alkoholismus und (nur selten) Erkrankungen von Bauchspeicheldrüse oder Leber können Unterzuckerungen hervorrufen.

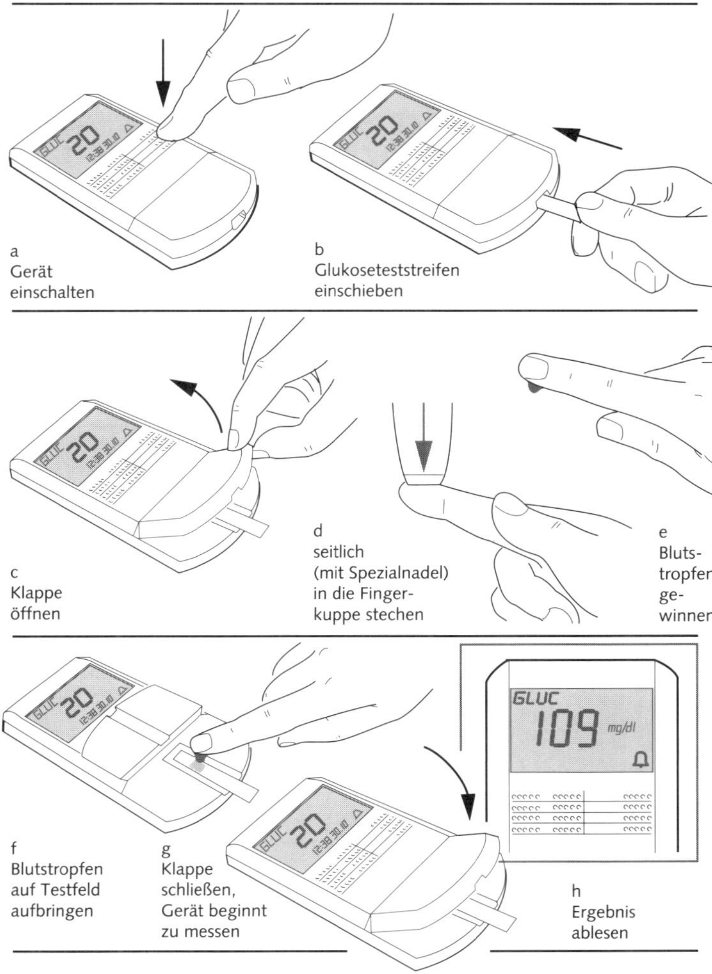

Abb. 6 a-h: Selbstkontrolle des Blutzuckers mithilfe von Blutzuckermessgeräten (dargestellt am Beispiel des Accutrend)

Konsequenzen bei erhöhten Blutzuckerwerten

- Die erste Konsequenz, die aus der Bestimmung eines erhöhten Zuckerwertes gezogen werden muss, ist eine mehrfache Kontrolle der Werte, wenn möglich auch zu unterschiedlichen Tageszeiten, damit ein so genanntes Tages- oder Wochenprofil von Blutzuckerwerten gewonnen werden kann (s. Abb. 7a, b).

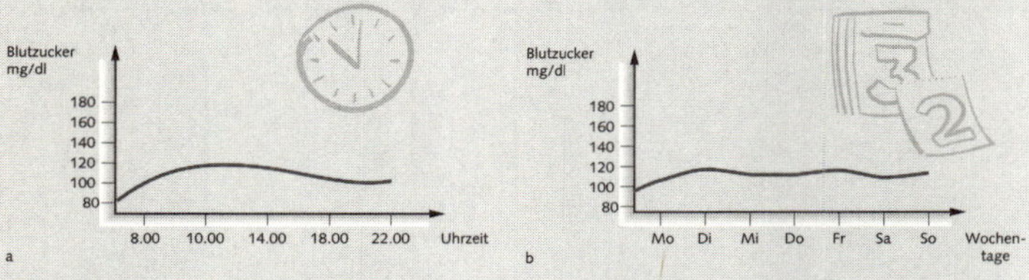

Abb. 7a: Blutzuckertagesprofil *7b: Blutzuckerwochenprofil*

- Ebenso wichtig ist die Untersuchung des Harns auf Zucker, was mithilfe von Teststreifen schnell und einfach möglich ist (s. S. 49 u. 65).
- Bei Werten, die nur leicht erhöht sind, kann mithilfe eines Zuckerbelastungstests, der in der Medizin als oraler Glukosetoleranztest (o-GTT) bezeichnet wird, die Funktions- und Reaktionsfähigkeit der Insulin produzierenden Zellen der Bauchspeicheldrüse getestet werden (s. u.).
- Ein weiterer Laborwert, der eine Einschätzung der Zuckerstoffwechsellage in der Weise ermöglicht, dass er anzeigt, ob die Blutzuckerwerte während der letzten 3–4 Wochen im Wesentlichen normal oder erhöht waren, ist das HbA1c (s. S. 64).

- Selbstverständlich müssen beim Auffinden erhöhter Zuckerwerte auch alle anderen Erkrankungen und Störfaktoren, die derartige Laborveränderungen nach sich ziehen können, berücksichtigt werden. In erster Linie sind dies Einflüsse von Medikamenten, Stoffwechselerkrankungen von Nebenniere und Schilddrüse, Bauchspeicheldrüsen- und Lebererkrankungen.

Zuckerbelastungstest (oraler Glukosetoleranztest, o-GTT)

Bei diesem Test erhält die zu untersuchende Person nach mindestens 3-tägiger normaler kohlenhydratreicher Ernährung und der Fortführung der normalen körperlichen Aktivitäten morgens nüchtern 75 – 100 mg Zucker in 300 ml Wasser gelöst zu trinken.

Es wird zum einen der Blutzuckerspiegel vor dem Trinken der Zuckerlösung (Nüchternwert), zum anderen der Blutzuckerspiegel nach einer, zwei und ggf. auch nach drei Stunden bestimmt. Anhand der gewonnenen Werte kann dann z. B. auch eine noch versteckte Zuckerkrankheit entlarvt werden.

	Nüchtern	Nach: 60 min	120 min	180 min
Normalwerte in mg/dl	70 – 100	70 – 160	70 – 120	70 – 100
Grenzbereich in mg/dl	101 – 130	161 – 220	121 – 150	101 – 130

Bestimmung von HbA1c – »Blutzuckergedächtnis«

Das normale Hämoglobin (Farbstoff der roten Blutkörperchen) lässt sich im Labor in seine Bestandteile HbA1, HbA2 und HbF auftrennen, wobei HbA1 den Hauptbestandteil (über 98 %) darstellt.

Beim HbA1 lassen sich wiederum 3 Untereinheiten nachweisen: HbA1a, HbA1b, HbA1c. Diese entstehen dadurch, dass sich in Abhängigkeit von der Höhe des Blutzuckerspiegels ein kleiner Teil der von den Erythrozyten (roten Blutkörperchen) nicht verwerteten Glukose mit dem Hämoglobin verbindet, wobei das HbA1c die stabile – nachweisbare – Form darstellt.

Die Höhe des Blutzuckers steht also mit dem Prozentanteil des HbA1c in direktem Zusammenhang!

Dabei ist zu beachten, dass die genannten Vorgänge sich nicht schlagartig abspielen, sondern eine gewisse Zeit beanspruchen. So ist die HbA1c-Bestimmung nicht als Suchtest zum Entdecken eines Diabetes mellitus geeignet (dazu erhält man über die normalen Blutzuckerwerte besser und einfacher Auskunft). Sie gilt aber als aussagekräftiger Langzeitparameter zur Beurteilung einer diabetischen Stoffwechsellage während der letzten 4 – 6 Wochen (so genanntes »Blutzuckergedächtnis« der Erythrozyten).

Bewertung des HbA1c

- < 6 %: kein Anhalt für Zuckerkrankheit oder hervorragend eingestellter Diabetiker

- 6 – 8 %: gut eingestellter Diabetiker
- 8 – 10 %: mäßig bis schlecht eingestellter Diabetiker
- > 10 %: sehr schlecht eingestellter Diabetiker

Zucker im Harn

Wenn der Blutzuckerspiegel den Bereich von 150 – 180 mg/dl überschreitet, wird Glukose im Harn nachweisbar. Am einfachsten erfolgt der Nachweis mittels Teststreifen, die sowohl zur Feststellung einer diabetischen Stoffwechselstörung als auch zur groben Kontrolle der Behandlung des Diabetes mellitus durch den Patienten selbst oder den Arzt angewendet werden. Nachdem der Teststreifen kurz in den Harn eingetaucht bzw. in den Harnstrahl gehalten wurde, wird das Farbfeld nach einer vom Testhersteller vorgeschriebenen Zeit mit einer Farbskala verglichen.

→ **Normalwerte** Bis 150 mg/dl (8,4 mmol/l), d. h. Teststreifenergebnis negativ (keine Verfärbung).

↗ **Zu hohe Werte**

Der Nachweis von Zucker im Harn ist grundsätzlich immer verdächtig auf das Vorliegen eines Diabetes mellitus. Es müssen aber durch weitere Untersuchungen andere mögliche Ursachen ausgeschlossen werden, wie z. B. Nierenerkrankungen, Schilddrüsenerkrankungen, Bauchspeicheldrüsen- und Lebererkrankungen, Schwangerschaft usw. Bei der Verwendung des Tests zur Behandlungskontrolle bei Diabetes kann das Auftreten von Zucker im Harn auf eine schlechte medikamentöse Einstellung hinweisen. Genaueren Aufschluss gibt hier – so wie in allen »Zweifelsfällen« – die exakte Messung des Harnzuckers im Labor!

Der Fettstoffwechsel

In allen menschlichen und tierischen Zellen kommen Fette vor, sie sind als Baustoffe des Körpers sowie zur Energiegewinnung und zur Energiespeicherung unersetzlich. Die Fette – auch Lipide genannt – sind somit einerseits ein lebenswichtiger Bestandteil der meisten Zellen und das Grundgerüst für verschiedene Hormone, andererseits kann eine ständige Erhöhung der Blutfettspiegel oder eine Störung der Verarbeitung von Fett im Körper zu erheblichen Gesundheitsschäden führen. Da zu hohe Fettspiegel im Blut (Hyperlipidämien) zumeist über viele Jahre hinweg praktisch keine Beschwerden verursachen, können sie unbemerkt ihre schädlichen Einflüsse auf das Gefäßsystem ausüben und vor allem zur vielzitierten Gefäßverkalkung (Arteriosklerose) mit all ihren Folgeerkrankungen wie Herzinfarkt und Gehirnschlag führen. Auf diese Weise werden erhöhte Blutfettspiegel zu einem der Hauptrisikofaktoren für Herz-Kreislauf-Erkrankungen, die in der westlichen Welt nach wie vor die Statistik der Todesursachen anführen.

Eine besondere Bedeutung unter den Fetten und eine besondere Aussagekraft über mögliche Gesundheitsrisiken beim Menschen kommen dem Cholesterin und den Triglyzeriden zu.

info Cholesterin

Das Cholesterin kommt ausschließlich im tierischen und menschlichen (also nicht im pflanzlichen) Organismus vor. Es ist ein wichtiger Baustein der Zellmembran, außerdem benötigt es der Körper als Grundgerüst zur Herstellung einiger Hormone und von Vitamin D. Ebenso ist das Cholesterin als Grundstoff für die Gallensäuren unersetzlich. Cholesterin gelangt ausschließlich über tierische Nahrungsmittel in den Körper, der größte Teil (fast 75 %) wird jedoch vom Körper selbst in der Leber hergestellt. Der Cholesterinspiegel im Blut lässt sich deshalb nur zum Teil über die Art der Nahrungszufuhr beeinflussen, bei einigen Arten von Fettstoffwechselstörungen muss zu einer Diät eine medikamentöse Behandlung mit so genannten »Lipidsenkern« hinzukommen. Die Mehrzahl aller zu hohen Cholesterinwerte lässt sich jedoch allein durch Nahrungsumstellung, d. h. durch das Einsparen von Nahrungsfetten, so weit senken, dass kein Risiko mehr für den Körper besteht.
Eine Auswahl an Nahrungsmitteln mit hohem Cholesteringehalt ist in Tabelle 2 aufgelistet.

Triglyzeride

Die Triglyzeride, auch Neutralfette genannt, werden zum überwiegenden Teil mit der Nahrung aufgenommen und nur in geringen Mengen vom Körper selbst gebildet. Im Zusammenhang mit der Gefäßverkalkung haben sie nicht so eine große Bedeutung wie das Cholesterin, jedoch sind hohe Triglyzeridspiegel oft mit anderen Stoffwechselerkrankungen wie etwa

Diabetes, Übergewicht, Gicht, Bluthochdruck und bei Frauen nach den Wechseljahren mit einem erhöhten Herzinfarktrisiko verbunden. Da die Triglyzeride den Hauptteil der üblichen Speisefette ausmachen und auch nach kohlenhydratreicher Nahrung vermehrt im Körper produziert werden, lässt sich der Triglyzeridspiegel allein durch eine entsprechende Ernährung rasch und deutlich beeinflussen.

Tab. 2 Nahrungsmittel mit hohem Cholesteringehalt (Auswahl)

Nahrungsmittel	Cholesteringehalt (pro 100 g)
Hirn (Kalb)	1940 mg
Hühnereidotter	1650 mg
Leber (Schwein)	340 mg
Niere (Kalb)	335 mg
Biskuit	280 mg
Butter	240 mg
Krabben in der Dose	150 mg
Mayonnaise (80 % Fett)	140 mg
Eierteigwaren	140 mg
Reh (Rücken)	110 mg
Schlagsahne (30 % Fett)	110 mg
Doppelrahmfrischkäse (60 % Fett)	100 mg
Bratwurst	100 mg
Speck (durchwachsen)	100 mg

Lipoproteine

Fette sind bekanntlich weder in Wasser noch in der Blutflüssigkeit löslich. Damit sie trotzdem problemlos in die einzelnen Körperregionen transportiert werden können, wendet der Organismus einen Trick an: Sobald die Fette (Lipide) in den Blutstrom gelangen, werden sie von bestimmten Eiweißkörpern (Proteinen) quasi »Huckepack genommen« und an ihre Bestimmungsorte transportiert.

Diese Verbindungen aus Lipiden und Proteinen werden als Lipoproteine bezeichnet und lassen sich wiederum in verschiedene »Gewichtsklassen« einteilen.

In Abhängigkeit von ihrem Gehalt an Cholesterin und Triglyzeriden, nach der Dichte ihrer Moleküle und nach ihrer Größe werden im Wesentlichen vier Klassen von Lipoproteinen unterschieden (s. auch Abb. 8a–d):

- Chylomikronen,
- Lipoproteine vom Typ VLDL,
- Lipoproteine vom Typ LDL,
- Lipoproteine vom Typ HDL.

Zwei Klassen der Lipoproteine sind in der alltäglichen Labordiagnostik besonders interessant, weil ihr Anteil an den Blutfetten für die Entstehung der Arteriosklerose von großer Bedeutung ist:

- Die Lipoproteine vom Typ HDL werden zu den »guten« Lipoproteinen gezählt, sie scheinen die Arterien geradezu vor Fettablagerungen zu schützen.

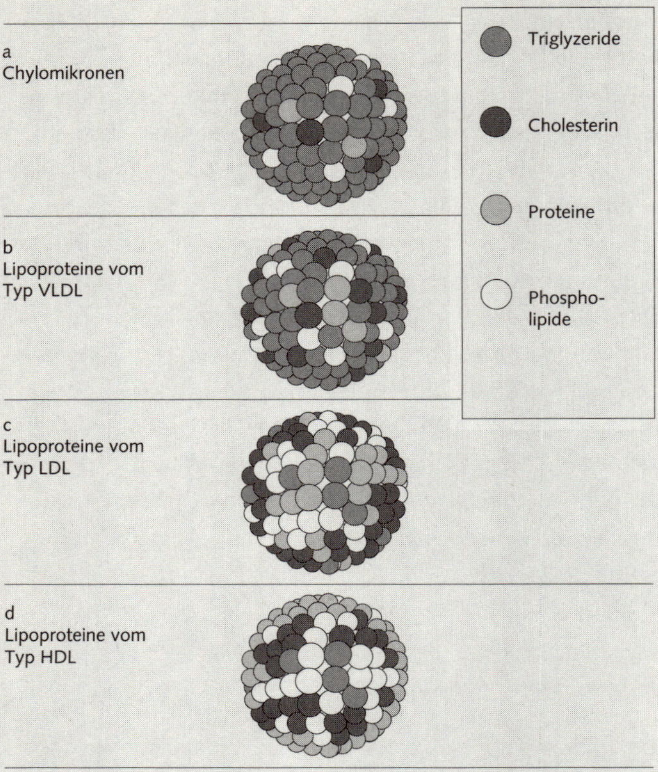

Abb. 8 a-d: Die verschiedenen Lipoproteinklassen

- Die Lipoproteine vom Typ LDL dagegen werden als »böse« Lipoproteine eingestuft, sie fördern die Fetteinlagerung in die Arterien und erhöhen damit die Wahrscheinlichkeit der Entstehung einer Arteriosklerose mit all ihren Folgeerscheinungen.

Eine Laboruntersuchung mit dem alleinigen Ergebnis »zu hohe Fettwerte« genügt deshalb zur Risikoabschätzung nicht, vielmehr muss laborchemisch eine Untersuchung stattfinden, die Auskunft darüber gibt, ob die »guten« oder die »bösen« Fettanteile schuld an der Erhöhung haben. Der Cholesterinwert wird heutzutage schon fast routinemäßig in seine HDL- und LDL-Anteile aufgesplittet, so dass man das wirkliche Risiko besser beurteilen kann und nicht etwa unnötigerweise einen hohen Cholesterinwert, der durch »gute« Lipoproteine verursacht wird, z. B. mit Medikamenten zu senken versucht.

Cholesterin (gesamt)

Erhöhtes Cholesterin ist der wahrscheinlich wichtigste Risikofaktor für die Verengung der Blutgefäße durch Ablagerungen – und damit für die Entstehung der Arteriosklerose. Diese wiederum ist die Hauptursache für Herzinfarkt, Hirnschlag, Nierenversagen und Durchblutungsstörungen in den Gliedmaßen. Es wurde anhand wissenschaftlicher Untersuchungen bewiesen, dass jede Verminderung des Cholesterins um 1 % zu einer Verminderung der Verkalkung der Herzkranzgefäße um 2 % führt!

Die Bestimmung des Cholesterins erfolgt aus Serum, die Blutentnahme sollte beim nüchternen Menschen (mindestens 12-stündige Nahrungspause) am besten im Liegen erfolgen.

→ Normalwerte

Optimale Cholesterinwerte sollten niedriger als 200 mg/dl liegen.

Eine genauere Einteilung, die auch das Alter mit berücksichtigt, ergibt folgende Werte:

Alter	Kein Risiko	Mäßiges Risiko	Hohes Risiko
< 20 J.	bis 170 mg/dl	> 170 mg/dl	> 185 mg/dl
20 – 30 J.	bis 200 mg/dl	> 200 mg/dl	> 220 mg/dl
30 – 40 J.	bis 220 mg/dl	> 220 mg/dl	> 240 mg/dl
> 40 J.	bis 240 mg/dl	> 240 mg/dl	> 260 mg/dl

Für Kinder gelten gesonderte Normalwerte:

1. – 12. Monat	60 – 175 mg/dl
über 12 Monate	75 – 210 mg/dl

HDL-Cholesterin und LDL-Cholesterin

Das Risiko für eine Gefäßverkalkung lässt sich noch viel besser beurteilen, wenn man nicht nur das Gesamtcholesterin, sondern auch die cholesterinbeladenen Lipoproteine HDL und LDL bestimmt.

Der Anteil an HDL, dem eine Schutzwirkung zugeschrieben wird, sollte möglichst hoch sein, der Anteil an LDL, das die Gefäßverkalkung fördert, sollte möglichst niedrig sein.

➔ Normalwerte HDL-Cholesterin

	Kein Risiko	Mäßiges Risiko	Hohes Risiko
Frauen	> 65 mg/dl	65 – 45 mg/dl	< 45 mg/dl
Männer	> 55 mg/dl	55 – 35 mg/dl	< 35 mg/dl
Kinder	> 40 mg/dl		

➔ Normalwerte LDL-Cholesterin

	< 150 mg/dl
Kinder	< 210 mg/dl

↗ Zu hohe Werte

Zu hohe Cholesterinwerte (Hypercholesterinämien) sind weit verbreitet, zur Abschätzung des Risikos für Herz-Kreislauf-Erkrankungen müssen natürlich andere Faktoren wie Alter, Geschlecht, Art der Ernährung, körperliche Betätigung und erbliche Veranlagung berücksichtigt werden. Grundsätzlich bedeuten erhöhte Cholesterinwerte – und dabei insbesondere erhöhte LDL- und erniedrigte HDL-Werte (s. Tab. 3, S. 77) – ein erhöhtes Risiko für die Gefäßverkalkung (Arteriosklerose) mit den möglichen Folgeerkrankungen Herzinfarkt, Schlaganfall und Durchblutungsstörungen der Gliedmaßen.

↘ Zu niedrige Werte

Auffällig niedrige Cholesterinwerte sollten den Arzt dazu veranlassen, nach Ursachen wie z. B. Unterernährung oder Störungen der Nahrungsaufnahme im Darm oder nach anderen Stoffwechselerkrankungen wie etwa Überfunktion der Schilddrüse zu suchen.

Konsequenzen bei erhöhten Cholesterinwerten

- Regelmäßige Kontrolle der Blutfettwerte: Eine einmalige Cholesterinerhöhung hat noch keine genügende Aussagekraft, eine Vielzahl von Faktoren könnte den Wert beeinflusst haben.
- Ernährungsumstellung: Die erste und zugleich wichtigste Maßnahme zur Senkung eines erhöhten Cholesterinwertes ist eine fett- und cholesterinarme Ernährung.
- Gewichtsreduzierung: Da zwischen Übergewicht und erhöhtem Cholesterinwert ein enger Zusammenhang besteht, sollte versucht werden, Normalgewicht (s. S. 167) zu erreichen.
- Körperliche Aktivität, Sport: Regelmäßiges körperliches Training beeinflusst den Cholesterinspiegel in günstiger Weise – das »gute« HDL-Cholesterin steigt an, das »schlechte« LDL-Cholesterin sinkt ab. Sportarten, die die Ausdauer trainieren, also z. B. zügiges Gehen, Joggen, Fahrradfahren, Schwimmen und Skilanglauf, haben die beste Wirkung.
- Medikamente: Wenn eine Diät alleine nicht zu einer ausreichenden Senkung des Cholesterinwertes führt, kann die Verabreichung cholesterinsenkender Medikamente erforderlich sein. Dies gilt bei erblich bedingten Stoffwechselstörungen sowie dann, wenn bereits Folgeerscheinungen der Gefäßverkalkung (z. B. Herzinfarkt) aufgetreten sind.

Triglyzeride

Die Triglyzeride oder Neutralfette haben im Zusammenhang mit der Gefäßverkalkung keine so gravierende Bedeutung wie das Cholesterin, sie können aber in engem Zusammenhang mit anderen Stoffwechselerkrankungen stehen. Die Bestimmung der Triglyzeride erfolgt aus Serum, die Blutentnahme sollte beim nüchternen Menschen (mindestens 12-stündige Nahrungspause), am besten im Liegen erfolgen.

→ Normalwerte	Kein Risiko	< 150 mg/dl
	Fragliches Risiko	150 – 200 mg/dl
	Erhöhtes Risiko	> 200 mg/dl

↗ Zu hohe Werte

Die höchsten Werte werden bei erblichen Fettstoffwechselstörungen beobachtet, weiterhin sind beim Vorhandensein anderer Stoffwechselerkrankungen (Diabetes mellitus, Übergewicht, Gicht, Bluthochdruck u. a.) erhöhte Triglyzeridwerte zu finden. Erhöhte Werte sollten demnach zum Anlass genommen werden, nach den o. g. Störungen zu suchen.

Konsequenzen bei erhöhten Triglyzeridwerten

- Regelmäßige Kontrolle der Triglyzeridwerte: Eine einmalige Triglyzeriderhöhung hat noch keine genügende Aussagekraft, eine Vielzahl von Faktoren könnte den Wert beeinflusst haben.
- Ernährungsumstellung: Durch eine vernünftige Ernährung mit Einschränkung des Konsums von Alkohol, Süßigkeiten und Mehlspeisen lassen sich die Triglyzeridwerte in aller Regel bereits drastisch reduzieren.
- Gewichtsreduzierung: Da zwischen Übergewicht und erhöhtem Triglyzeridwert ein enger Zusammenhang besteht, sollte versucht werden, Normalgewicht (s. S. 167) zu erreichen.
- Körperliche Aktivität, Sport: Regelmäßiges körperliches Training beeinflusst den Triglyzeridspiegel in günstiger Weise.
- Medikamente: Nur wenn eine Diät alleine nicht zu einer ausreichenden Senkung der Triglyzeride führt, ist möglicherweise die Verabreichung von Medikamenten erforderlich. Dies gilt insbesondere bei erblich bedingten Stoffwechselstörungen sowie beim gleichzeitigen Vorhandensein von anderen Fettstoffwechselstörungen (z. B. Cholesterinerhöhung) oder wenn bereits Folgeerscheinungen der Gefäßverkalkung aufgetreten sind.

Eine Übersicht über den Zusammenhang zwischen der Höhe der Blutfettwerte und dem Risiko für Herz-Kreislauf-Erkrankungen gibt Tabelle 3.

Tab. 3: Blutfettwerte und Risiko für Herz-Kreislauf-Erkrankungen

Blutfette			Risiko
Gesamt Cholesterin	Frauen und Männer	< 200 mg/dl 200–240 mg/dl > 240 mg/dl	keines mäßig hoch
HDL-Cholesterin	Frauen Männer	> 65 mg/dl > 55 mg/dl	keines
	Frauen Männer	65–45 mg/dl 55–35 mg/dl	mäßig
	Frauen Männer	< 45 mg/dl < 35 mg/dl	hoch
LDL-Cholesterin	Frauen Männer	< 145 mg/dl < 150 mg/dl	keines
	Frauen Männer	145–165 mg/dl 150–170 mg/dl	mäßig
	Frauen Männer	> 170 mg/dl > 170 mg/dl	hoch
Triglyzeride		< 150 mg/dl 150–200 mg/dl > 200 mg/dl	keines mäßig hoch

Der Eiweißstoffwechsel

Die Struktur und die Funktion von fast allen Organen sind in entscheidendem Maße von ihren Eiweißbestandteilen abhängig. Ohne die Eiweiße (Proteine) sind Aufbau, Erneuerung und Reparatur von Zellen und Geweben nicht möglich, und zahllose lebenswichtige Hilfs- und Botenstoffe des Körpers könnten ihre Aufgabe nicht erfüllen.

info **Eiweiße**

Bausteine der Eiweiße wiederum sind die Aminosäuren, die zum Teil vom Körper selbst hergestellt werden können, zum Teil aber auch mit der Nahrung aufgenommen werden müssen. Diejenigen Aminosäuren, auf deren Zufuhr der Mensch angewiesen ist, da er sie nicht selbst herstellen kann, werden als »essenzielle« Aminosäuren bezeichnet. Einseitige Ernährung wie etwa strengstes Vegetariertum kann daher zum Mangel und zu bedrohlichen Stoffwechselstörungen führen.
Ein Eiweißmolekül des Menschen besteht aus etwa 100 bis 500 Aminosäuren, die in einer genetisch genau festgelegten Reihenfolge miteinander verknüpft sind. Fehlt nur eine Aminosäure, so ist ein korrekter Aufbau nicht möglich – schwere Funktionsstörungen können die Folge sein.
Die Versorgung des Körpers mit Eiweiß und essenziellen Aminosäuren erfolgt über die Nahrung, indem im Rahmen der Verdauung die Eiweißmoleküle in ihre Aminosäurebestandteile

zerlegt und diese wiederum vom Körper in der erforderlichen Reihenfolge neu zu solchen Eiweißen zusammengesetzt werden, die der menschliche Organismus als Bausteine für seine Zellen verwenden kann. Die Vielfältigkeit der Eiweiße ist derart groß, dass die Wissenschaft die genaue Funktion mancher Proteine überhaupt nicht kennt. Von zahllosen anderen aber sind spezielle Aufgaben bekannt, wie z. B.

- Aufrechterhaltung der Verteilung der Flüssigkeitsmengen zwischen Blutbahn und Gewebe,
- Transport von Fetten, Hormonen, Eisen, Kupfer und einer Reihe anderer Stoffe im Blut,
- Durchführung der Blutgerinnung,
- Auslösung von Entzündungsreaktionen,
- Durchführung von Abwehrreaktionen gegen Bakterien und Viren,
- Aufrechterhaltung und Unterstützung zahlreicher Stoffwechselreaktionen im Körper (diese Eiweiße werden als Enzyme bezeichnet).

Erste wichtige Informationen über den Eiweißstoffwechsel können durch die Bestimmung des Gesamteiweißes (s.u.) sowie durch die Eiweißelektrophorese (Auftrennung der Eiweiße aufgrund ihrer unterschiedlichen Wanderungsgeschwindigkeit im elektrischen Feld) gewonnen werden.

Gesamteiweiß (Gesamtprotein)

Einen groben Überblick darüber, ob Störungen im Eiweißstoffwechsel vorliegen, erhält man, indem man die Gesamtmenge der sich im Blut befindlichen (über 100 verschiedenen) Proteine bestimmt.

→ Normalwerte

Erwachsene	66 – 83 g/l
Kinder (1 – 18 Jahre)	57 – 80 g/l

↗ Zu hohe Werte

Erhöhte Eiweißwerte sind insgesamt selten; als mögliche Ursachen können chronisch entzündliche Erkrankungen, Bluterkrankungen und bestimmte Leberschäden genannt werden.

↘ Zu niedrige Werte

Erniedrigte Eiweißwerte können zahlreiche Ursachen haben, so dass in aller Regel weitergehende Laboruntersuchungen vorgenommen werden müssen.

Mögliche Gründe für einen Eiweißmangel können sein:

- Eiweißmangelernährung, z. B. bei anhaltenden Hungerzuständen oder auch extremen, einseitigen Diäten,
- Darmerkrankungen mit Störungen der Aufnahmefähigkeit von Nahrungsmitteln,
- Eiweißverluste über die Nieren bei entsprechenden Nierenerkrankungen,
- Krankheiten, die mit Ergussbildung (z. B. Bildung von

»Bauchhöhlenwasser« bei schweren Lebererkrankungen) einhergehen,
- Leberschäden, bei denen die Leber ihre Aufgabe, Eiweißkörper aufzubauen, nicht mehr erfüllen kann.

Harnstoff/Harnstoff-Stickstoff

Im Organismus werden Eiweiße nicht nur ständig auf-, sondern auch abgebaut. Die dabei freigesetzten Aminosäuren (s.o.) werden entweder direkt zum Aufbau neuer Eiweiße verwendet oder müssen zur Ausscheidung aus dem Körper noch weiter in ihre Bestandteile zerlegt werden. Bei letzterem Schritt entsteht Ammoniak, das für Zellen – insbesondere für Nervenzellen – hochgiftig ist.

Der Körper wandelt deshalb das Ammoniak in der Leber sofort in den ungiftigen Harnstoff um, der nun über die Nieren in den Urin ausgeschieden werden kann. Die Höhe der Harnstoffausscheidung ist damit von mehreren Faktoren, nämlich der Eiweißzufuhr, dem Eiweißstoffwechsel, der Leber- und der Nierenfunktion, abhängig. Gemessen werden die Werte im Labor entweder als Harnstoff oder als Harnstoff-Stickstoff (BUN).

Zu den labordiagnostischen Grunduntersuchungen, mit denen sich Erkrankungen der Nieren und der ableitenden Harnwege erfassen lassen, gehört neben der Harnstoffbestimmung auch die Kreatininbestimmung – sie ist deshalb an entsprechender Stelle auf S. 141 f. dargestellt.

➔ Normalwerte

Harnstoff		17 – 43 mg/dl
Harnstoff-Stickstoff (BUN)		6,4 – 20,7 mg/dl
Kinder	0 – 3 Jahre	5,1 – 16,6 mg/dl
	4 – 13 Jahre	6,9 – 16,6 mg/dl

↗ Zu hohe Werte

Der wichtigste Grund für eine Erhöhung der Harnstoffwerte ist eine Störung der Nierenfunktion. Dabei kommt es aber erst dann zu einem merklichen Anstieg der Werte, wenn die Nierenleistung bereits um ca. 75 % eingeschränkt ist. Weitere Ursachen für eine Erhöhung des Harnstoffs sind eine verstärkte Eiweißzufuhr (z. B. extrem hoher Fleischverzehr) sowie ein verstärkter Eiweißabbau (z. B. bei Erkrankungen mit Gewebszerstörung).

↘ Zu niedrige Werte

Eine Erniedrigung der Harnstoffwerte ist an sich nicht krankhaft, bisweilen kann sie jedoch als Hinweis für Eiweißmangel oder Leberstörungen gewertet werden.

Der Purinstoffwechsel

Wie bereits beim Thema Eiweißstoffwechsel (s. S. 78) ausgeführt, ist jedes einzelne Protein ein kompliziertes Gebilde aus Aminosäuren, deren Art und Zusammensetzung im Erbgut (genetisch) exakt festgelegt ist. Die Verschlüsselung dieser Informationen liegt in jeder Zelle in Form von Nukleinsäuren, und zwar der Desoxyribonukleinsäure (DNA) und der Ribonukleinsäure (RNA), bereit. DNA und RNA wiederum sind aus einer genau festgelegten Anzahl und Folge kleinster Bausteine, den Pyrimidin- und Purinbasen, zusammengesetzt.

Ähnlich wie es beim Eiweißstoffwechsel einen ständigen Umsatz von Proteinen gibt, baut der Organismus auch ständig Nukleinsäuren auf und ab. Bausteine, die dabei nicht mehr verwendet werden können, müssen noch weiter abgebaut und ausgeschieden werden. Die Purinbasen werden dabei zu Harnsäure umgebaut, einer Substanz, die vom Gesunden problemlos über die Nieren ausgeschieden werden kann.

Harnsäure

Ein Erwachsener scheidet pro Tag 400 bis 800 mg Harnsäure über den Urin (2/3 der Menge) und über den Stuhl (1/3 der Menge) aus. Der größte Teil dieser Harnsäure stammt aus dem körpereigenen Purinstoffwechsel, ein kleiner Teil aus purinreichen Nahrungsmitteln (in erster Linie aus Fleisch und Innereien).

→ Normalwerte

Männer		< 7,0 mg/dl
Frauen		< 6,0 mg/dl
Kinder	Neugeborene	< 7,1 mg/dl
	0 – 4 Jahre	< 5,7 mg/dl
	5 – 11 Jahre	< 7,1 mg/dl

↗ Zu hohe Werte

Der häufigste Grund für eine Erhöhung der Harnsäure (Hyperurikämie) ist eine erbliche Stoffwechselstörung, die die Harnsäurekonzentration im Blut und in den Geweben ansteigen lässt. Dadurch entsteht die Gefahr, dass Harnsäure in Form von Salzen (Uraten) auskristallisiert, sich insbesondere in den Gelenken und in der Niere ablagert und zum Krankheitsbild der Gicht (s. S. 85.) führt.

Neben der erblich bedingten Harnsäure-Stoffwechselstörung gibt es noch andere Ursachen für eine Erhöhung der Harnsäure (man spricht dann von sekundären Hyperurikämien). Beispiele dafür sind Erkrankungen, die mit einem erhöhten Zellabbau einhergehen, wie etwa Leukämien und Tumorerkrankungen, Alkoholismus oder auch radikale Abmagerungskuren.

↘ Zu niedrige Werte

Erniedrigte Werte für die Harnsäure lassen sich relativ häufig als harmlose Nebenwirkung bei der Einnahme von bestimmten Medikamenten finden. Seltener hat die Erniedrigung ihre Ursache in schweren Lebererkrankungen oder in Vergiftungen mit Schwermetallen.

info Gicht

Beim Betroffenen kann sich die Erhöhung der Harnsäurewerte in Form von Gichtanfällen, das sind plötzliche, heftige und schmerzhafte Entzündungen in einzelnen Gelenken, bemerkbar machen. Am häufigsten ist das Grundgelenk der großen Zehen betroffen. Unbehandelt führt die Gicht aber über längere Zeit nicht nur zu einer Störung der Gelenkfunktionen, sondern es kommt dadurch, dass sich auch in der Niere Harnsäurekristalle ablagern, zu Nierensteinen und zu weitergehenden Schädigungen der Nieren selbst. Menschen, bei denen eine Hyperurikämie festgestellt wurde, müssen zunächst versuchen, alle Risiken, die eine Erhöhung der Harnsäure begünstigen, abzubauen.

In erster Linie gehören dazu

- Übergewicht,
- Bluthochdruck,
- hohe Cholesterinwerte,
- Zuckerkrankheit.

Akute Gichtanfälle können zwar durch das Vermeiden überreicher Mahlzeiten, durch Alkoholreduktion und durch Stressabbau verhindert werden, in aller Regel wird der Betroffene jedoch auf Dauer zusätzlich ein Medikament einnehmen müssen, das die Harnsäureproduktion im Körper bremst oder die Ausscheidung aus dem Körper fördert.

Der Hormonstoffwechsel

Hormone sind körpereigene Botenstoffe, die fast alle Tätigkeiten der Organe unseres Körpers aufeinander abstimmen und darüber hinaus für eine Vielzahl von biologischen Abläufen bis hin zum Verhalten und den Empfindungen eines Menschen verantwortlich sind. Wachstum, Pubertät, Ess-, Trink- und Schlafverhalten, Sexualität, Stressreaktion, Psyche und Abwehrreaktionen des Körpers gegen Krankheitserreger sind nur einige Beispiele für die Bereiche, in denen das Hormonsystem eine entscheidende Rolle spielt.

Die meisten Hormone werden in speziellen Hormondrüsen gebildet. Diese können ihre Botenstoffe auf dem Blutweg in kürzester Zeit zu den jeweiligen Zielorganen – also den Organen, die auf den Botenstoff reagieren sollen – aussenden. Hormon und Zielorgan finden zueinander, weil das Hormon und entsprechende Stellen des Organs, für das es bestimmt ist, wie Schlüssel und Schloss zueinanderpassen. Ist das Hormon dann an die Zellen des Zielorgans gebunden, so werden komplizierte Stoffwechselvorgänge ausgelöst, die letztlich zu der gewünschten Hormonwirkung führen.

Hypothalamus – Hypophyse – Hormondrüse

Damit die Zusammenarbeit zwischen den verschiedenen Hormondrüsen koordiniert vor sich geht, besitzt der Körper ein System von Kontroll- und Regulationsmechanismen, das in aller Regel auf drei Ebenen abläuft: Hypothalamus – Hypophyse – Hormondrüse.

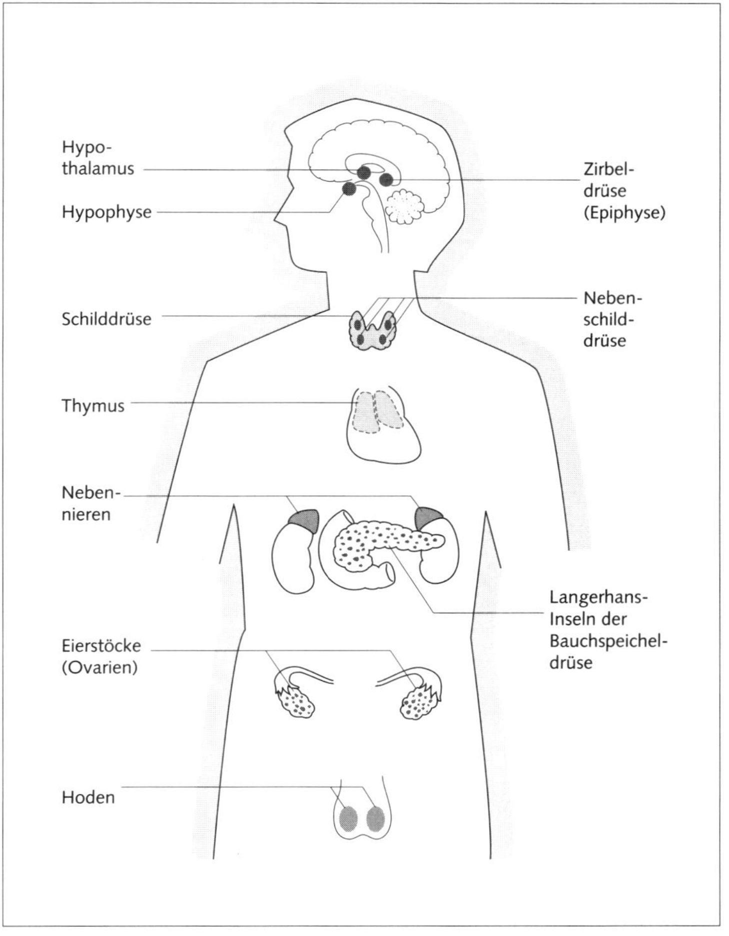

Abb. 9: Die Hormondrüsen des Menschen

Im Gehirn sitzen die beiden Steuerungsdrüsen Hypothalamus und Hypophyse, auch Hirnanhangsdrüse genannt.

Der Hypothalamus fungiert meist als oberster Regler, indem er viele Informationen über die Außenwelt und das innere Körpermilieu durch das Nervensystem zugeleitet bekommt und je nach Bedarf Botenstoffe abgibt, die die Produktion anderer Botenstoffe im Hypophysenvorderlappen anregen oder bremsen.

Die Hormone des Hypophysenvorderlappens wiederum üben ihren Einfluss auf die »untergeordneten« Drüsen – wie etwa die Schilddrüse – aus, die je nach Anforderung dann ihre Hormonproduktion entsprechend steigern oder reduzieren. Die Hormondrüsen des Menschen sind in Abb. 9 dargestellt.

Das Teilgebiet der Medizin, das auf die Untersuchung und Behandlung von Störungen des Hormonstoffwechsels spezialisiert ist, wird als Endokrinologie bezeichnet, eine Reihe von Basisuntersuchungen – insbesondere Laboruntersuchungen – können jedoch ohne großen Aufwand bereits beim Hausarzt durchgeführt werden.

Hormone

Einen schematischen Überblick über die wichtigsten Hormone und ihre Funktionen gibt Tabelle 4. Nähere Einzelheiten über die Schilddrüsenhormone s. S. 114 f., über die Hormone der Bauchspeicheldrüse s. S. 122 ff. und über den Knochenstoffwechsel mit seinen Hormonen s. S. 145 ff.

Tab. 4: Die wichtigsten Hormone und ihre Funktionen

Hormon	Abkürzung	Produktionsort	Hauptfunktion (Einfluss auf)
Somatotropin-releasing-Hormon	GHRH, SRH	Hypothalamus	Wachstum*
Thyreotropin-releasing-Hormon	TRH	Hypothalamus	Schilddrüse*
Kortikotropinreleasing-Hormon	CRH	Hypothalamus	Nebenniere*
Luteotropin-releasing-Hormon	LHRH	Hypothalamus	Geschlechtsorgane*
Somatotropin (Wachstumshormon)	STH (GH)	Hypophysenvorderlappen	Wachstum**
Thyreotropin	TSH	Hypophysenvorderlappen	Schilddrüse
Adrenokortikotropes Hormon	ACTH	Hypophysenvorderlappen	Nebenniere
Luteotropin	LH	Hypophysenvorderlappen	Geschlechtsorgane (z. B. Eisprung bei der Frau, Hormonproduktion beim Mann)
Follikel stimulierendes Hormon	FH	Hypophysenvorderlappen	Geschlechtsorgane (z. B. Follikelreifung in den Eierstöcken bei der Frau, Samenreifung beim Mann)

übermittelt die Botschaft: Hormone produzieren

Hormon	Abkürzung	Produktions-ort	Hauptfunktion (Einfluss auf)
Prolaktin	PRL	Hypo-physen-vorder-lappen	Brustdrüse (Ent-wicklung und Milchproduktion), Geschlechts-organe
Antidiuretisches Hormon	ADH	Hypo-physen-hinter-lappen	Niere (bestimmt die Menge der Wasserausschei-dung)
Somatomedin C		Leber	Knochen-wachstum
Trijodthyronin	T_3	Schilddrüse	Ges. Stoffwechsel
Thyroxin	T_4	Schilddrüse	Ges. Stoffwechsel
Kortisol		Nebennie-renrinde	Ges. Stoffwechsel
Testosteron		Neben-nierenrinde, Eierstöcke, Hoden, Leber	Geschlechtsorgane
Östradiol		Eierstöcke, Plazenta, Hoden	Geschlechtsorgane, weiblicher Zyklus, Schwangerschaft
Progesteron		Gelbkörper (Corpus luteum)	Weiblicher Zyklus
Choriongonado-tropin	HCG	Plazenta	Schwangerschaft
Parathormon	PTH	Neben-schilddrüse	Kalzium-stoffwechsel

Hormon	Abkürzung	Produktionsort	Hauptfunktion (Einfluss auf)
Kalzitonin		Schilddrüse, Nebenschilddrüse	Kalzium- und Phosphatstoffwechsel
Renin		Nieren	Nierendurchblutung
Aldosteron		Nebennierenrinde	Nierenfunktion
Adrenalin		Nebennierenmark	Herz-Kreislauf-System
Insulin		Bauchspeicheldrüse	Zuckerstoffwechsel

* über die »Zwischenstation« Hypophyse
** Hormonproduktion in der Leber

Der Stoffwechsel der Vitamine, Mineralstoffe und Spurenelemente

Überall im Organismus werden Vitamine, Mineralstoffe und Spurenelemente gebraucht. Sie sind für die Körperfunktionen absolut unerlässlich. Wie in vielen Bereichen gilt aber auch hier: »Die Menge macht's.«

Sowohl bei Unter- als auch bei Überdosierung kann es zu gefährlichen Folgeerscheinungen kommen.

Vitamine

Vitamine sind lebensnotwendige Substanzen, die der menschliche Organismus – mit wenigen Ausnahmen – nicht selbst herstellen kann. Sie müssen daher mit der Nahrung zugeführt werden. Obwohl die benötigten Mengen sehr gering sind, löst ein Mangel oder gar Fehlen aufgrund der Beteiligung der Vitamine an der Regelung der Stoffwechselvorgänge Krankheitserscheinungen aus: Man nennt leichtere Mangelerscheinungen Hypovitaminosen, schwere Mangelerscheinungen Avitaminosen.

Die wichtigsten Ursachen für das Auftreten derartiger Erscheinungen beim Menschen sind:

- verminderte Zufuhr durch falsche bzw. ungenügende Ernährung (z. B. bei alten Menschen, Diät, Alkoholkrankheit oder bei anderen Krankheiten),
- Störungen der Vitaminaufnahme über die Verdauungsorgane (z. B. bei Magen- oder Dünndarmerkrankungen, Gallenstau usw.),
- Zerstörung der Darmflora durch Antibiotika,
- Einnahme bestimmter Medikamente, die die Vitamine unwirksam machen,
- chronische Lebererkrankungen,
- erhöhter Bedarf, z. B. im Rahmen von Schwangerschaft und Stillzeit, Leistungssport usw.

Ein ernährungsbedingter Mangel ist in Ländern mit ausreichendem Nahrungsangebot ausgesprochen selten.

Bei den Vitaminen handelt es sich chemisch um ganz verschiedene Substanzen. Sie werden nach ihren Löslichkeitseigenschaften in fett- und wasserlösliche Vitamine eingeteilt:

Fettlösliche Vitamine	**Wasserlösliche Vitamine**
Vitamin A	*Vitamin B_1*
Vitamin D	*Vitamin B_2*
Vitamin E	*Niazin*
Vitamin K	*Vitamin B_6*
	Vitamin B_{12}
	Vitamin C
	Folsäure
	Pantothensäure
	Biotin

Die wasserlöslichen Vitamine können über die Nieren ausgeschieden werden. Die fettlöslichen Vitamine können hingegen im Organismus (vorwiegend in der Leber) gespeichert werden, so dass es bei diesen zu Überdosierungen – Hypervitaminosen – kommen kann, was insbesondere die Vitamine A und D betrifft. Eine ausführliche Übersicht über Funktion, Tagesbedarf, Vorkommen, Normalwerte, Mangelerscheinungen und deren Ursachen sowie Überdosierungserscheinungen aller genannten Vitamine gibt Tabelle 5.

Tab. 5: Kleine Vitaminkunde

Vitamin	Funktion	Tagesbedarf	Vorkommen
A (Retinol)	Sehvorgang, Wachstum und Aufbau von Haut und Schleimhaut	0,8–1,0 mg	Leber, Fischöl, Milch, Butt Käse, Eier, Kohl, Spinat, Ka rotten (als Vorstufen)
D (Kalziferol)	Stoffwechsel von Kalzium und Phosphat, Knochenauf- und abbau	5 µg	Fischöl, Leber, Eier, Milch, Milchprodukte
E (Tokopherol)	Schutz der Nahrungs- und Körperfette	15 mg	Pflanzenöle, Blattgemüse, Leber, Eier, Milch, Milchprodukte
K (Phyllochinon)	Förderung der Blutgerinnung	70 µg	Grüne Gemüse, v. a. Kohlarten, Eier, Leber (wird au von den Darmbakterien hergestellt)

* Sofern keine anderen Angaben gemacht werden, handelt es sich hier um die Blutwerte bei Erwachsenen.

Normalwerte*	Ursachen für erniedrigte Werte	Mangel-erscheinungen	Überdosierungs-erscheinungen
1,05–2,80 µmol/l (30–80 µg/dl)	Mangel- oder Fehlernährung, Erkrankungen oder Störungen der Verdauungsorgane, Lebererkrankungen, chronisch entzündliche Erkrankungen	Nachtblindheit, Degeneration der Hornhaut am Auge, Verhornung von Haut und Schleimhäuten; bei Kindern Wachstumsstörungen	Müdigkeit, Appetitlosigkeit, Übelkeit, Erbrechen, Kopfschmerzen; Spätfolgen: Haarausfall, Hauterscheinungen, Sehstörungen, Knochen- und Gelenkschmerzen, Leberschäden
Calcidiol: 50–300 nmol/l im Sommer; 25–125 nmol/l im Winter Calcitriol: 75–200 pmol/l	Mangel- oder Fehlernährung, völliges Meiden von Sonnenlicht, Erkrankungen oder Störungen der Verdauungsorgane, Einnahme best. Medikamente, Nierenerkrankungen	Rachitis (bes. im frühen Kindesalter): Wachstumsstörungen, Knochenverformungen; Osteomalazie (beim Erwachsenen): Knochenverformungen, Muskelschwäche, Gelenkschmerzen	Appetitlosigkeit, Brechreiz, Durchfall, starker Durst, häufiges Wasserlassen, Kopfschmerzen, Müdigkeit; Spätfolgen: Nierensteine, Arteriosklerose, Knochenveränderungen
12–42 µmol/l (5,1–17,8 mg/l)	Erkrankungen oder Störungen der Verdauungsorgane, Lebererkrankungen, Blutarmut	Muskelschwäche	Nicht bekannt
50–600 ng/l	Erkrankungen oder Störungen der Verdauungsorgane, Zerstörung der Darmflora durch Antibiotika, Leber-erkrankungen	Verstärkte Blutungsneigung (blaue Flecken, Nasenbluten)	u. U. Blutarmut (z. B. bei Säuglingen), erhöhtes Thrombose- und Embolierisiko

Vitamin	Funktion	Tagesbedarf	Vorkommen
B_1 (Thiamin)	Einfluss auf Abbau von Kohlenhydraten und auf die Nerventätigkeit	1–1,3 mg	Vollgetreide, Hefe, Leber, Schweinefleisch, Gemüse, Milch, Kartoffeln, Nüsse
B_2 (Riboflavin)	Einfluss auf den gesamten Stoffwechsel und die Hormonproduktion	1,2–1,5 mg	Hefe, Milch, Milchproduk Vollgetreide, Weizenkeim Leber, Gemüse, Kartoffeln
Niazin (Vitamin B_3)	Einfluss auf Energiehaushalt der Zellen, Leberfunktion	13–15 mg	Vollgetreide, Hefe, Leber, Milchprodukte, Nüsse
B_6 (Pyridoxin)	Einfluss auf den Stoffwechsel, z. B. der Eiweiße	1,2–1,5 mg	Vollgetreide, Sojamehl, Hefe, Leber, grüne Gemü Kartoffeln, Milchprodukte

* Sofern keine anderen Angaben gemacht werden, handelt es sich hier um die Blutwerte bei Erwachsenen.

Normalwerte*	Ursachen für erniedrigte Werte	Mangelerscheinungen	Überdosierungserscheinungen
71–185 nmol/l (24–62,5 µg/l)l	Mangel- oder Fehlernährung, Diäten, Erkrankungen oder Störungen der Verdauungsorgane, Alkoholkrankheit, Lebererkrankungen, Schwangerschaft, Stillzeit	Schädigungen der Herzkranzgefäße mit Herzrhythmusstörungen, Atemnot, Beklemmungen, Nervenschmerzen, Muskelschwäche, -schmerzen, -krämpfe, »Fußbrennen«, Kribbeln in den Fingern	Nicht bekannt
33–56 µg/l (Vollblut)	Mangel- oder Fehlernährung, Erkrankungen oder Störungen der Verdauungsorgane, Schwangerschaft und Stillzeit, Einnahme best. Medikamente	Bindehautentzündungen, rissige Lippen und Mundwinkel, spröde Fingernägel	Nicht bekannt
17,5–46,7 µmol/ Tag im Urin	Alkoholkrankheit, Leberschäden, Tumoren, Zuckerkrankheit, chron. Druchfall, Einnahme best. Medikamente	Appetitlosigkeit, Erbrechen, Durchfälle, Hautveränderungen (Rötung, Schuppung, Entzündung)	Trockene, gerötete Haut, Haarausfall, Juckreiz, Erbrechen, Durchfall, Leberschäden
14,6–72,8 nmol/l (3,6–18 ng/ml)	Mangel- oder Fehlernährung, Schwangerschaft und Stillzeit, Alkoholkrankheit, gestörte Aufnahme durch die Verdauungsorgane, Einnahme best. Medikamente	Stoffwechselentgleisung, Störungen im Bereich von Haut und Nervensystem, Blutarmut; beim Säugling Krämpfe	Nicht bekannt

Vitamin	Funktion	Tagesbedarf	Vorkommen
B_{12} (Cobalamin)	Aufbau der roten Blutkörperchen, Einfluss auf den Eiweißstoffwechsel	3 µg	Milch, Milchprodukte, Leber, Spinat, Blumenkohl
C (Askorbinsäure)	Beteiligung am Aufbau von Bindegewebe, Hormonen, Wundheilung, »Entgiftung«, Einfluss auf Eisenaufnahme und -verwertung	100 mg	Frisches Obst und Gemüse (z. B. Paprika, Sauerkraut, Kartoffeln)
Folsäure (Vitamin M)	Aufbau der roten Blutkörperchen und Nukleinsäuren	600 µg	Vollgetreide, Hefe, Leber, Blattgemüse (wird auch von den Darmbakterien hergestellt)
Pantothensäure	Zentrale Stellung im Stoffwechsel aller Nährstoffe	6–8 mg	Vollgetreide, Hefe, Leber, grüne Gemüse, Eier
Biotin (Vitamin H)	Beteiligung am Stoffwechsel aller Nährstoffe	30–60 µg	Hefe, Innereien, Eigelb, Keimlinge, Erdnüsse

* Sofern keine anderen Angaben gemacht werden, handelt es sich hier um die Blutwerte bei Erwachsenen.

Normalwerte*	Ursachen für erniedrigte Werte	Mangel-erscheinungen	Überdosierungs-erscheinungen
148–738 pmol/l (200–1000 ng/l)	Mangel- oder Fehlernährung, Erkrankungen oder Störungen der Verdauungsorgane sowie seltene angeborene Störungen	Widerwillen gegen Fleisch, brennende Zunge, Zeichen von Blutarmut (Müdigkeit, Schwindel, »Herzschwäche«)	Nicht bekannt
34–114 µmol/l (0,6–2 mg/dl)	Mangel- oder Fehlernährung, Erkrankungen oder Störungen der Verdauungsorgane, Alkoholkrankheit, Schwangerschaft und Stillzeit, Blutarmut, Einnahme best. Medikamente	Müdigkeit, Leistungsschwäche, Appetitlosigkeit, Wundheilungsstörungen, Abwehrschwäche; Spätfolge: Skorbut (Schleimhaut- und Hautblutungen, Lockerung und Ausfall der Zähne u. a.)	Brechreiz, Durchfall, Nierensteine
8–34 nmol/l (3,6–15 ng/ml)	Mangel- oder Fehlernährung, Erkrankungen oder Störungen der Verdauungsorgane, Schwangerschaft, Schilddrüsenüberfunktion, Einnahme best. Medikamente	Zeichen der Blutarmut (wie bei Vitamin-B_{12}-Mangel), Durchfall, Gewichtsverlust	Magen-Darm-Beschwerden
Angaben nicht ausreichend gesichert	–	Nicht bekannt	Nicht bekannt
200–1000 ng/l	–	Nicht bekannt	Nicht bekannt

Mineralstoffe und Spurenelemente

Neben einer ausreichenden Zufuhr von Kalorien, Wasser und Vitaminen (s. o.) sind für die Gesundheit und das Funktionieren des menschlichen Organismus auch Mineralstoffe und Spurenelemente unerlässlich.

Zu den Mineralstoffen zählen die so genannten Mengenelemente Natrium, Kalium, Chlor (als Chlorid), Kalzium, Magnesium und Phosphor (als Phosphat). Sie kommen im Körper in Gramm-Mengen vor und werden auch in solchen Mengen mit der Nahrung aufgenommen.

Diese Mineralstoffe sind u. a. notwendig als Baustoffe für Knochen und Zähne, zur Regelung des Salz- und Wasserhaushalts (in gelöster Form, als »Elektrolyte«), zur Reizleitung des Nervensystems, für die Muskelfunktion und für die Blutgerinnung.

Im Gegensatz zu den Mengenelementen kommen die Spurenelemente, wie der Name es auch hier bereits zum Ausdruck bringt, jeweils nur in Spuren (einige nur in Mengen von wenigen tausendstel Gramm) in Körper und Nahrung vor. Ohne sie wären jedoch viele Enzyme und Hormone wirkungslos, und der Stoffwechsel könnte nicht funktionieren!

Nicht alle Spurenelemente sind lebensnotwendig (essenziell), manche sind vermutlich entbehrlich, andere sogar giftig wie etwa Kadmium oder Quecksilber. Im Folgenden soll daher nur von den essenziellen Spurenelementen die Rede sein, also von Eisen, Zink, Kupfer, Mangan, Molybdän, Jod, Kobalt, Selen, Chrom und Fluor.

Bei der Versorgung mit Mineralstoffen und Spurenelementen ist es nicht anders als mit den Vitaminen – sowohl eine Unter- als auch eine Überversorgung können schwere Auswirkungen haben.

Ein Mangel an Mineralstoffen kann grundsätzlich folgende Ursachen haben:

- *verminderte Zufuhr durch falsche bzw. ungenügende Ernährung (z. B. bei alten Menschen, Diät, Alkoholkrankheit oder bei anderen Krankheiten),*
- *erhöhter Bedarf, z. B. im Rahmen von Schwangerschaft und Stillzeit, körperlicher Schwerarbeit, Fieber, Infektionskrankheiten usw.,*
- *vermehrter Verlust (an Mineralstoffen), z. B. durch starkes Schwitzen, Erbrechen und Durchfall, Nierenerkrankungen, Einnahme bestimmter Medikamente usw.*

Während für die Mineralstoffe Ausscheidungsmechanismen bestehen, so dass eine Anreicherung im Körper nicht zu befürchten ist, sofern diese funktionieren, existieren nur für wenige Spurenelemente derartige Ausscheidungsmöglichkeiten. Bei den übrigen lagern sich die überschüssigen Substanzen in verschiedenen Körpergeweben ab (wie bei der Dunkelfärbung des Zahnschmelzes durch Fluoridanreicherung) und können auch zu Vergiftungserscheinungen führen. In Tabelle 6 sind Funktion, Tagesbedarf, Vorkommen, Normalwerte, Ursachen sowie Erscheinungen bei erniedrigten und erhöhten Werten für die Mineralstoffe, in Tabelle 7 für die Spurenelemente dargestellt.

Tabelle 6: Kleine Mineralstoffkunde

Mineralstoffe	Funktion	Tagesbedarf	Vorkommen	Normalwerte*
Kalzium (Ca)	Bestandteil von Knochen und Zähnen, Beteiligung an Blutgerinnung, Zellwachstum, Reizleitung des Nervensystems, Muskelbewegungen, Abwehr von Entzündungen und Allergien	1000 mg	Milch und Milchprodukte, Gemüse, Früchte, Hafervollkorn, Nüsse	2,08–2,65 mmol/l
Phosphor (P)** bzw. Phosphat	Bestandteil von Knochen und Zähnen sowie vieler Biomoleküle, wie z. B. Nukleinsäuren, Beteiligung an allen Stoffwechselprozessen	900 mg	Milch und Milchprodukte, Kartoffeln, Vollgetreide, Fleisch, Nüsse	0,84–1,45 mmol/l
Kalium (K)	Regelung des Wasserhaushalts der Zellen, erforderlich zur Weiterleitung von Nervenimpulsen und für Muskelbewegungen, beeinflusst Wirksamkeit vieler Enzyme	2000 mg	Früchte (Bananen!), Gemüse, Trockenobst, Nüsse, Kartoffeln, Meerrettich, Vollreis, Milch	3,6–4,8 mmol/l

Ursachen für erniedrigte Werte	Mangel-erscheinungen	Ursache für erhöhte Werte	Erscheinungen bei erhöhten Werten
Aufnahmestörungen im Darm, Unterfunktion der Nebenschilddrüse, chron. Nierenleiden, Vitamin-D-Mangel****, Frauen in den Wechseljahren; Fehlbestimmungen!	Kribbeln um den Mund sowie an Händen und Beinen, Unruhe, Erbrechen, Durchfall, krampfhafte Versteifung an Händen und Füßen, »Krampfanfälle«, erschwerte Atmung	Krebserkrankungen, Überfunktion der Nebenschilddrüse, Vitamin-D- oder Vitamin-A-Überdosierung, Einnahme best. Medikamente; Fehlbestimmungen!	Appetitlosigkeit, Übelkeit, Erbrechen, Gewichtsabnahme, Müdigkeit, Muskelschwäche, Verstopfung, niedriger Blutdruck, Herzrhythmusstörungen, Durst, vermehrte Harnbildung, Bildung von Nierensteinen, Kalkablagerungen in Gefäßen, Nieren und Haut
Alkoholkrankheit, Magersucht, Dauerdiät, Magen-Darm-Erkrankungen, Überfunktion der Schilddrüse, Nierenleiden, Vitamin-D-Mangelkrankheit (Rachitits)****, Einnahme von Entwässerungsmitteln	Leicht erniedrigte Werte: keine Krankheitserscheinungen; stark erniedrigte Werte (selten!): Schwindel, Schwäche der Muskulatur, Appetitlosigkeit, Knochenschmerzen	Vermehrte Zufuhr, Gewebezerfall, Hormonstörungen (z. B. Schilddrüsenunterfunktion, Ausfall der Nebenschilddrüsen), »Nierenschwäche« (Insuffizienz)	Keine direkten Krankheitszeichen; bei erhöhten Werten über längere Zeit: Auskristallisation von Kalziumphosphat in den Geweben, Gefahr der Entwicklung einer »Nierenschwäche«
Alkoholkrankheit, Magersucht, chron. Erbrechen, chron. Durchfälle, Einnahme von Entwässerungsmitteln, Abführmittelmissbrauch, Nierenleiden	Muskelschwäche bis hin zu Lähmungserscheinungen, Müdigkeit, Antriebslosigkeit, Blähungen, Verstopfung	Einnahme best. Medikamente (z. B. Entwässerungsmittel), Übersäuerung (Azidose), Gewebezerfall, Nierenleiden; Fehlbestimmung!	Müdigkeit, Schwäche, Hörstörungen, »Metallgeschmack«, niedriger Blutdruck, unregelmäßiger Herzschlag, gesteigerte Reflexe; bei Extremwerten: Muskellähmungen, »Herztod«

Mineralstoffe	Funktion	Tagesbedarf	Vorkommen	Normalwerte*
Natrium (Na)	Regelung der Wasserverteilung in den Körperräumen, erforderlich zur Weiterleitung von Nervenimpulsen und für Muskelbewegungen	550 mg	Fleisch, Fleischbrühe, Kochsalz, kochsalzreiche Produkte	135–145 mmol/l
Chlor (Cl)*** bzw. Chlorid	Aufrechterhaltung der Wasserbilanz zwischen den Zellen	830 mg	Fleischbrühe, Kochsalz, kochsalzreiche Produkte	95–105 mmol/l
Magnesium (Mg)	Beteiligung an der Funktion der Nerven und Muskeln, an Blutgerinnung und Kalkverwertung, Bestandteil vieler Enzyme (Energiegewinnung)	300–350 mg	Vollgetreide, Fleisch, Milch, Hülsenfrüchte, grüne Gemüse, Kartoffeln, Früchte, Nüsse	Frauen: 0,77–1,03 mmol/l Männer: 0,73–1,06 mmol/l

* Es handelt sich hier um die Blutwerte bei Erwachsenen.

** Diese Bestimmung erfolgt im Allgemeinen sinnvollerweise in Kombination mit der Kalziumbestimmung.

*** Diese Bestimmung erfolgt im Allgemeinen sinnvollerweise in Kombination mit der Natriumbestimmung.

**** Zur Aufnahme über den Darm ist Vitamin D nötig.

Ursachen für erniedrigte Werte	Mangel-erscheinungen	Ursache für erhöhte Werte	Erscheinungen bei erhöhten Werten
Starkes Schwitzen, Erbrechen, Durchfall, Einnahme best. Medikamente, z. B. von Entwässerungsmitteln, Nierenleiden, »Herzschwäche«	z. B. Durst, Benommenheit bis Apathie, Wasseransammlung in den Geweben, Kollapsneigung	Durchfälle, Fieber, Dursten, Schwitzen, »Kochsalzvergiftung«	z. B. Durst, Benommenheit bis Apathie, verminderte Harnausscheidung, Fieber, Kreislaufprobleme bis hin zum Kollaps
Starkes Schwitzen, chron. Erbrechen, Einnahme best. Entwässerungsmittel, Einfluss best. Hormone, »Nierenschwäche«	Ähnlich wie bei Na	Chron. Durchfälle, Nierenleiden, übermäßig gesteigerte Atmung (Hyperventilation), z. B. bei Fieber	Ähnlich wie bei Na
Alkoholkrankheit, Unterernährung, körperliche oder nervliche Überlastung, Störungen der Aufnahme über den Verdauungstrakt, chron. Erbrechen, chron. Durchfälle, Einnahme best. Entwässerungsmittel, Stoffwechsel- und hormonelle Störungen	Leicht erniedrigte Werte: Müdigkeit, Nervosität, Appetitlosigkeit; stark erniedrigte Werte: erhöhte Erregbarkeit der Muskeln mit Zuckungen, Zittern, Krämpfen, Herzjagen	»Nierenschwäche« und Einnahme säurebindender, magnesiumhaltiger Medikamente (Antazida)	Muskelschwächen, Verminderung und Ausfall der Reflexe, Herzrhythmusstörungen, Blasenfunktionsstörungen; bei Extremwerten: Tod infolge Atemmuskellähmung

Tabelle 7: Kleine Spurenelementkunde

Spurenelement	Funktion	Tagesbedarf*	Vorkommen	Normalwerte**
Eisen (Fe)	Sauerstofftransport (Bestandteil des roten Blutfarbstoffs und des roten Muskelfarbstoffs), Bestandteil zahlreicher anderer Enzyme	10 mg (Man sollte aber etwa das Zehnfache zu sich nehmen, da nur etwa 5–10 % vom Körper aufgenommen werden)	Fleisch, Innereien, Fisch, Geflügel, Eier, Vollgetreide, Obst, Gemüse, Kartoffeln, Nüsse	Frauen: 4,1–29,5 µmol/l (23–165 µg/dl) Männer: 6,3–30,1 µmol/l (35–168 µg/dl)
Zink (Zn)	Beteiligt an der Funktion sehr vieler Enzyme und Hormone (z. B. von Insulin!), Wundheilung	7–10 mg	Fleisch, Innereien, Fisch, Milch Eier, Getreide, Gemüse, Kartoffeln	9,18–18,36 µmol/l (60–120 µg/dl)
Kupfer (Cu)	Beteiligt an der Funktion zahlreicher Enzyme, speziell auch zur Blutbildung und Bildung von Bindegewebe	1,0–2,5 mg	Vollgetreide, Innereien, Gemüse, Nüsse, Kakao, Schokolade	Frauen: 11,6–19,2 µmol/l (74–122 µg/dl) Männer: 12,4–20,6 µmol/l (79–131 µg/dl)

* Abhängig vom Alter, Geschlecht und Funktionszustand des Körpers (z. B. Schwangerschaft).

** Es handelt sich hier um die Blutwerte bei Erwachsenen.

Ursachen für erniedrigte Werte	Mangel-erscheinungen	Überdosierungs-erscheinungen
Mangel- oder Fehlernährung; oft bei Kindern; bei Frauen während der Menstruation oder Schwangerschaft; durch akute oder chronische Blutverluste; bei gestörter Aufnahme durch die Verdauungsorgane, chronischen Entzündungen, schweren Infektionen, Krebserkrankungen, Nierenversagen	Müdigkeit, Schwäche, Blässe, Appetitlosigkeit, Übelkeit, Verstopfung, Durchfall, kalte Hände und Füße, Schlaflosigkeit, brüchige Haare und Nägel, erhöhte Infektanfälligkeit; »Blutarmut«	Leberschäden, Zuckerkrankheit, Verdauungsstörungen, Braunfärbung der Haut
Mangel- oder Fehlernährung, bei Säuglingen und Pubertierenden, bei gestörter Aufnahme über den Darm, bei Leber- und Nierenkrankheiten, schweren Infektionen, Herzinfarkt	Wachstumsverzögerung, Haut- und Schleimhautentzündungen, Haarausfall, erhöhte Infektanfälligkeit, verzögerte Wundheilung	Hemmung der Aufnahme von Cu, Fe, Cd, Ca, Übelkeit, Erbrechen, Durchfall, »Nierenschwäche«, Wasseransammlung in den Lungen
Ernährungsbedingt bei Früh- und Neugeborenen und jungen Säuglingen, bei Erbkrankheiten wie Morbus Wilson (krankhafte Kupferspeicherung in Leber, Gehirn u. a. Organen) und Menkes-Syndrom, einer angeborenen Störung der Aufnahme von Kupfer aus dem Darm in den Blutkreislauf	Wachstumsstörungen, Blutarmut, schlechte Pigmentierung	»Gießfieber« (bei Minenarbeitern)

Spurenelement	Funktion	Tagesbedarf*	Vorkommen	Normalwerte**
Mangan (Mn)	Bestandteil einiger Enzyme, Beeinflussung des Zuckerstoffwechsels, des Muskelstoffwechsels, des Aufbaus von Sexualhormonen	2,0–5,0 mg	Nüsse, Keime, Vollkornprodukte, Eigelb, grünes Blattgemüse	< 14,56 nmol/l
Molybdän (Mo)	Bestandteil einiger Enzyme, insgesamt noch wenig erforscht	50–100 µg	Bohnen, Linsen, Bierhefe, Bier, Erbsen, Buchweizen, Vollkornprodukte	< 10,42 nmol/l
Jod (J) bzw. Jodid	Bestandteil zur Herstellung der Schilddrüsenhormone	230 µg	Seefische, Jodsalz, Innereien, Eier, Spinat, Spargel, Salate, Knoblauch, Tomaten, Erdbeeren	Liegen in dieser Form nicht vor – s. dazu Schilddrüsenwerte S. 114f.

* Abhängig vom Alter, Geschlecht und Funktionszustand des Körpers (z. B. Schwangerschaft).

** Es handelt sich hier um die Blutwerte bei Erwachsenen.

Ursachen für erniedrigte Werte	Mangel-erscheinungen	Überdosierungs-erscheinungen
Nach lang dauernder künstlicher Ernährung, bei Epilepsie	Störungen an Haut und Haaren, Sterilität, Knochenmissbildung	Kopfschmerzen, Apathie, Krämpfe, Zittern, parkinsonähnliche Erscheinungen
–	–	–
Ernährungsbedingte Unterversorgung bei ca. 40 % der Bevölkerung!	Schilddrüsen-unterfunktion mit Gewichtszunahme, Trägheit, Müdigkeit, Antriebslosigkeit, Kälteempfindlichkeit, brüchigen Haaren und Nägeln; Kropfbildung; angeboren als Kretinismus (Kleinwuchs, Kropf, Taubstummheit, Schwachsinn u. a.)	Schilddrüsenüberfunktion mit Übererregbarkeit, Herzklopfen, Abmagerung, Hitzegefühl, Schweißbildung an Händen und Füßen, unstillbarem Hungergefühl usw.

Spurenelement	Funktion	Tagesbedarf*	Vorkommen	Normalwerte**
Kobalt (Co)	Bestandteil von Vitamin B_{12} (Cobalamin)	< 1,0 mg	Fleisch, Leber, Milch, Meerestiere	< 8,48 nmol/l
Selen (Se)	Schutzstoff in Krebs- und Infarktabwehr, Entgiftung von Schwermetallen und Arzneimitteln	30–70 µg	Zwiebeln, Knoblauch, Fleisch, Fisch, Weizenkeime, Vollreis, Bierhefe, Milch, Quark	0,94–177 µmol/l
Chrom (Cr)	Regulierung des Blutzuckerspiegels, Einfluss auf Cholesterinstoffwechsel	50–100 µg	Bierhefe, Weizenkeime, Käse, Pilze, Karotten, Hülsenfrüchte, tropische Früchte	< 2,44 nmol/l
Fluor (F) bzw. Fluorid	Hemmt die Entwicklung von Karies (Härtung des Zahnschmelzes), fördert das Knochenwachstum, Beteiligung an zahlreichen Stoffwechselprozessen	3,1 mg	Seefische, Meersalz, schwarzer Tee, Trinkwasser, Vollkornprodukte, Walnüsse, Achtung: auch in Zahnpasta, Mundwasser, Kaugummi!	4–6 µmol/l (Es handelt sich hie[r] um den Wertebereich zur Verhütun[g] der Osteoporose)

* Abhängig vom Alter, Geschlecht und Funktionszustand des Körpers (z. B. Schwangerschaft).

** Es handelt sich hier um die Blutwerte bei Erwachsenen.

Ursachen für erniedrigte Werte	Mangel-erscheinungen	Überdosierungs-erscheinungen
–	(Blutarmut u.a., bisher nur bei Tieren nachgewiesen) Vitamin-B_{12}-Mangel s. S. 99	–
Ernährungsbedingter Mangel, v.a. bei künstlicher Ernährung und Spezialdiäten; bei Krebserkrankungen, schweren Muskel- und Lebererkrankungen	Muskelschwäche, Schädigung des Herzmuskels, Schwächung des Abwehr(Immun)-Systems	Selenose: Übelkeit, Erbrechen, Durchfälle, brüchige Nägel, Haarausfall, Kribbeln und Einschlafen der Glieder; im Extremfall: Tod infolge Kreislaufversagens oder »Wasserlunge«
Lang andauernde künstliche Ernährung, Schwangerschaft, Stress, Infekte	Wachstumsverzögerung, erhöhter Blutzuckerspiegel, der auf Chromgabe anspricht	»Ätzwirkung« von 6-wertigen Chrom-Verbindungen!
Ernährungsbedingter Mangel weit verbreitet!	Kariesanfälligkeit, Osteoporose	Fluorose: Flecken im Zahnschmelz; Knochenfluorose: Versteifung von Wirbelsäule und Gelenken; Schäden an Haut, Haaren und Nägeln, Verstopfung, »Ameisenkribbeln« in Händen und Füßen: Schilddrüsenveränderungen, Nierenschäden

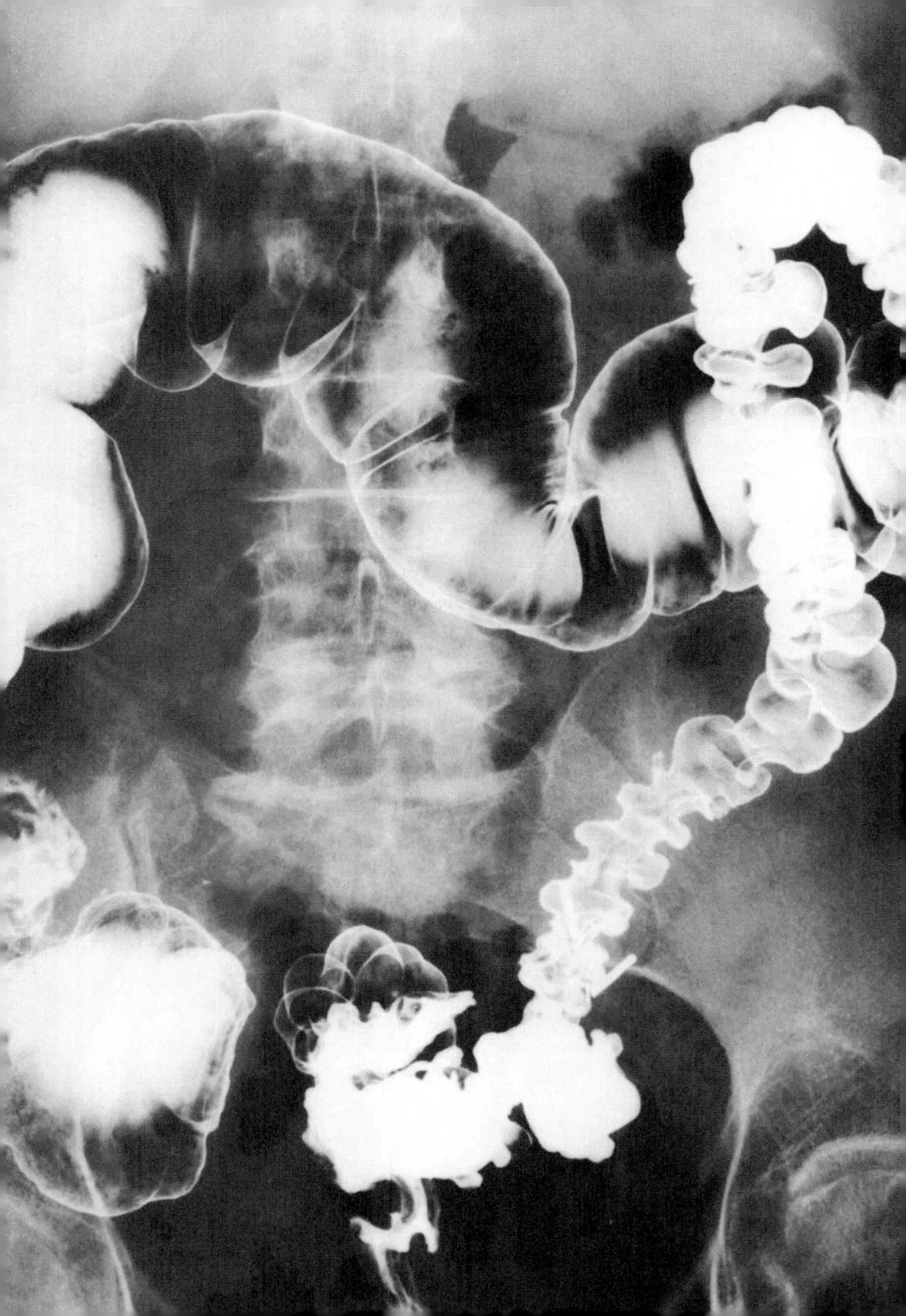

Laborwerte zur Feststellung von Organ- und Systemerkrankungen

Da fast jede Erkrankung zu einer Veränderung der Laborwerte führen kann, ist es wichtig, bei entsprechenden Beschwerden oder Krankheitszeichen den Ursachen auch mittels gezielt ausgewählter Laboruntersuchungen auf den Grund zu gehen. So kommt etwa bei der Erfassung eines frischen Herzinfarkts den Laborwerten eine ebenso große Bedeutung zu wie dem EKG. Will man beispielsweise eine infektiöse Lebererkrankung ausschließen oder eine Entzündungsreaktion des Körpers nachweisen, so sind Laborwerte als Orientierungshilfe auf dem Weg zu einer gesicherten Diagnose mittlerweile unentbehrlich.

Schilddrüse

Die Schilddrüse liegt in der Halsregion vor der Luftröhre, dicht unterhalb des Kehlkopfes, und gehört zu den lebenswichtigen Hormondrüsen unseres Körpers (s. S. 86). Ihre Botenstoffe, das Thyroxin (T_4) und das Trijodthyronin (T_3), spielen eine entscheidende Rolle beim Grundumsatz, d. h. bei der Geschwindigkeit, mit der die Körperzellen im Ruhezustand aus Nahrung Energie erzeugen und verbrauchen. Viel Schilddrüsenhormon bedeutet deshalb hoher Energieverbrauch, wenig Schilddrüsenhormon niedriger Energieumsatz.

Die Steuerung der Produktion von Schilddrüsenhormon erfolgt über einen Regelkreis, bei dem als übergeordnete Zentralen die Hypophyse und der Hypothalamus fungieren. Diese werden ständig mit Informationen über den Bedarf und die vorhandene Menge an Schilddrüsenhormon versorgt. Sie können entsprechend über hormonelle Befehle die Produktion von Schilddrüsenhormon, z. B. über das im Hypothalamus gebildete Thyreotropin-releasing-Hormon (TRH) und das in der Hypophyse produzierte, Thyreoidea stimulierende Hormon (TSH), steigern oder vermindern.

Der wichtigste Rohstoff zur Produktion von Schilddrüsenhormon ist das Jod. Als häufigste Veränderung wird bei der Schilddrüse eine Vergrößerung beobachtet, die als Kropf (Struma) bezeichnet wird und immer Anlass sein sollte, die Schilddrüsenfunktion zu kontrollieren. Routinemäßig können zunächst das Thyroxin (T_4), das Trijodthyronin (T_3) und das Thyreoidea stimulierende Hormon (TSH) bestimmt werden.

Thyroxin (T_4) und Trijodthyronin (T_3)

→ Normalwerte

(u. a. auch von der Art der Bestimmungsmethode im Labor abhängig)

Erwachsene		freies T_4	10 – 23 pmol/l
		freies T_3	5,4 – 13,3 pmol/l
Kinder		freies T_4	freies T_3
	Neugeborene	10,8 – 26,8	2,32 – 8,11 pmol/l
	1. Monat	10,9 – 25,5	2,4 – 7,94 pmol/l
	1. Jahr	11,4 – 20,9	3,05 – 6,93 pmol/l
	12 Jahre	10,8 – 18,7	3,46 – 6,71 pmol/l

Selbst wenn ein Kropf vorhanden ist, finden sich trotzdem meistens normale Schilddrüsenwerte. Ursache für die Schilddrüsenvergrößerung ist dann fast immer ein Jodmangel in der Nahrung (besonders in Süddeutschland).

↗ Zu hohe Werte

Erhöhte Schilddrüsenwerte können Zeichen einer Schilddrüsenüberfunktion sein. Diese löst bei den Betroffenen eine Reihe typischer Krankheitszeichen wie Unruhe, Nervosität, Gewichtsabnahme, Durchfall, zittrige Hände, Hitzewallungen, Herzjagen und Herzrhythmusstörungen aus.

↘ Zu niedrige Werte

Erniedrigte Schilddrüsenwerte können Zeichen einer Schilddrüsenunterfunktion sein. Die Betroffenen leiden häufig unter Gewichtszunahme, Verstopfung, Hautschwellungen, Haarveränderungen sowie allgemeiner Verlangsamung und Depressionen.

Thyreoidea stimulierendes Hormon (TSH)

→ Normalwerte

Erwachsene		0,3–3,0 mU/l
Kinder	Neugeborene	< 12,3 mU/l
	1.Monat	0,16–8,48 mU/l
	1.Jahr	0,3–5,88 mU/l
	12 Jahre	0,53–4,58 mU/l
	16 Jahre	0,56–4,53 mU/l

↗ Zu hohe Werte

Erhöhte TSH-Werte können Zeichen einer Schilddrüsenunterfunktion sein.

↘ Zu niedrige Werte

Erniedrigte TSH-Werte können Zeichen einer Schilddrüsenüberfunktion sein, werden aber auch durch die Einnahme von Schilddrüsenhormonen verursacht.

TRH-Test

Bei auffälligen bzw. unklaren Schilddrüsenbefunden wird häufig – auch zum Ausschluss oder zum Beweis einer versteckten Über- oder Unterfunktion – der so genannte TRH-Test durchgeführt. Dabei wird das normalerweise vom Hypothalamus gebildete Thyreotropin-releasing-Hormon (TRH) in einer bestimmten Dosis in die Vene gespritzt oder als Nasenspray verabreicht. Vor der Gabe von TRH und 30 Minuten danach werden die jeweiligen Blutspiegel des TSH (s.o.) bestimmt, das normalerweise durch die Stimulation vermehrt ausgeschüttet werden müsste. Eine verminderte Ausschüttung (<2 mU/l) deutet auf eine Überfunktion der Schilddrüse hin, eine stark vermehrte Ausschüttung (>25 mU/l) auf eine Unterfunktion.

Herz

Die Funktionsweise des Blutkreislaufs mit seinem »Motor«, dem Herzen, ist auf S. 28 dargestellt. Herzerkrankungen lassen sich in aller Regel durch allgemeine ärztliche Untersuchungen (Wassereinlagerungen in den Beinen? Atemnot bei leichten Anstrengungen?) und apparative Methoden (EKG, Belastungs-EKG, Langzeit-EKG, Ultraschall des Herzens u. a.) sicherer erfassen als durch Laboruntersuchungen. Eine Ausnahme macht die Erfassung eines frischen Herzinfarktes. Hier kommt den Laborwerten eine mindestens ebenso wichtige Bedeutung wie dem EKG zu.

info Herzinfarkt

Der Herzinfarkt ist eine der häufigsten Todesursachen in Deutschland. Ausgelöst wird der Herzinfarkt fast immer durch den Verschluss eines Herzkranzgefäßes. Bei ihnen handelt es sich um die Blutgefäße, die den Herzmuskel selbst mit Sauerstoff versorgen (s. Abb. 10).

Durch eine Vielzahl von Ursachen – Fettstoffwechselstörungen, Rauchen, hoher Blutdruck oder andere Erkrankungen – kommt es zu einer zunehmenden Verengung dieser lebenswichtigen Blutgefäße, bis letztendlich die Blutversorgung in bestimmten Bereichen zusammenbricht und das zu versorgende Herzmuskelgewebe abstirbt. Im EKG lassen sich dabei typische Veränderungen (Infarktzeichen) nachweisen, im Blut verursacht der Untergang von Muskelgewebe des Herzens den Anstieg bestimmter Werte, nämlich der Kreatinkinase (CK), der Laktat-Dehydrogenase (LDH) bzw. der Hydroxybutyrat-Dehydrogenase (HBDH), der Glutamat-Oxalazetat-Transaminase (GOT) sowie des Myoglobins und des Troponins.

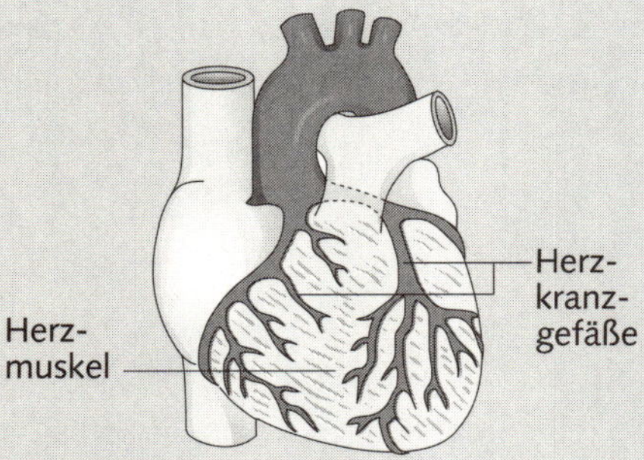

Abb. 10: Die Herzkranzgefäße des Menschen

Der zeitliche Ablauf der Veränderung der Werte weist dabei charakteristische Muster auf, so dass einige Laborwerte zur Schnelldiagnose, andere erst zur Spätdiagnose oder zur Verlaufskontrolle eingesetzt werden können. Es müssen auch nicht immer alle genannten Werte bestimmt werden, zur Bestätigung eines Herzinfarktes genügt etwa das gleichzeitige Auftreten von EKG-Veränderungen und einem Anstieg der CK. Im Folgenden beschränken wir uns daher auf die Darstellung der beiden wichtigen Laborwerte CK und LDH/HBDH.

Kreatinkinase (CK)

Die CK ist ein Enzym, das nur im Muskelgewebe vorkommt und dort maßgeblich für die Umwandlung von chemischer Energie in mechanische Energie – also in Muskelkraft – verantwortlich ist. Die CK kommt in höchster Konzentration in der Skelettmuskulatur, in etwas geringerer Konzentration im Herzmuskelgewebe und in noch geringerer Konzentration in der glatten Muskulatur (z. B. Darmmuskulatur) vor. Mit Hilfe der Bestimmung einer Untergruppe der CK, nämlich der CK-MB, die nahezu ausschließlich in der Herzmuskulatur vorkommt, ist es möglich, zu erkennen, ob eine CK-Erhöhung durch einen Schaden am Herzen – und nicht durch Schäden an der Skelettmuskulatur oder an der glatten Muskulatur – verursacht wurde.

→ Normalwerte

CK	Männer		< 174 U/l
	Frauen		< 140 U/l
Kinder	Neugeborene		< 650 U/l
	1. Monat		< 295 U/l
	1. Jahr		< 230 U/l
	12 Jahre	♂	< 247 U/l
		♀	< 154 U/l
	16 Jahre	♂	< 270 U/l
		♀	< 123 U/l

CK-MB Männer und Frauen < 24 U/l
(unter 6 % der Gesamt-CK)

↗ Zu hohe CK-Werte

Erhöhte Werte lassen sich finden bei

- Herzinfarkt (Anstieg der Werte 4 – 8 Stunden nach dem Infarktereignis),
- Herzmuskelentzündungen,
- Skelettmuskelerkrankungen (angeborene Muskelschwunderkrankungen, Entzündungen u. a.),
- Muskelverletzungen (Unfälle, Spritzen in einen Muskel, z. B. den Gesäßmuskel).

↗ Zu hohe CK-MB-Werte

Erhöhte Werte lassen sich bei einem Herzinfarkt finden. Die Werte steigen 4 – 8 Stunden nach dem Infarktereignis an.

LDH (Laktat-Dehydrogenase) und HBDH (Hydroxybutyrat-Dehydrogenase)

Die Laktat-Dehydrogenase (LDH) ist ein Enzym, das in allen Zellen vorkommt und dort im Energiestoffwechsel eine wichtige Rolle spielt. Besonders hohe Konzentrationen der LDH findet man im Skelettmuskel, in der Leber und in der Herzmuskulatur, beträchtliche Mengen finden sich auch in den roten Blutkörperchen (Erythrozyten) und in den Blutplättchen (Thrombozyten). Liegt ein erhöhter Wert vor, so lässt sich mithilfe der Bestimmung von 5 Untergruppen der LDH die Herkunft genauer zuordnen. Zwei dieser Untergruppen, die im Labor zusammen erfasst und als Hydroxybutyrat-Dehydrogenasen (HBDH) bezeichnet werden, sind für Schädigungen am Herzmuskel kennzeichnend.

→ Normalwerte

LDH	Männer		< 225 U/l
	Frauen		< 214 U/l
	Kinder	Neugeborene	< 600 U/l
		3 Monate	< 350 U/l
		1. Jahr	< 330 U/l
		12 Jahre ♂	< 230 U/l
		♀	< 205 U/l
HBDH	Erwachsene		< 182 U/l

↗ Zu hohe LDH-Werte

Erhöhte Werte lassen sich finden bei

- Herzinfarkt, Herzmuskelentzündung,
- Lungenembolie,
- Leber- und Gallenwegserkrankungen,
- Muskelerkrankungen,
- Bluterkrankungen.

↗ Zu hohe HBDH-Werte

Erhöhte Werte lassen sich finden bei

- Herzinfarkt,
- Herzmuskelentzündung.

Entscheidend für die Bestätigung eines Herzinfarktes ist das Verhältnis der Höhe von LDH zu HBDH. Liegt dieser LDH/HBDH-Quotient unter 1,38, so ist ein Herzinfarkt wahrscheinlich, liegt er über 1,64, so rührt die Erhöhung der Werte eher von einem Leberschaden her.

Magen-Darm-Trakt und Bauchspeicheldrüse

An die Speiseröhre schließt sich der Magen an, in dem die bereits in der Mundhöhle begonnene Verdauung der Nahrung fortgesetzt wird. Neben der ständigen Durchmischung des Speisebreis und dessen Weitertransport in Richtung Zwölffingerdarm erfüllt der Magen die Aufgabe der Produktion von durchschnittlich 2 Liter Magensaft pro Tag. Der Magensaft besteht zum einen

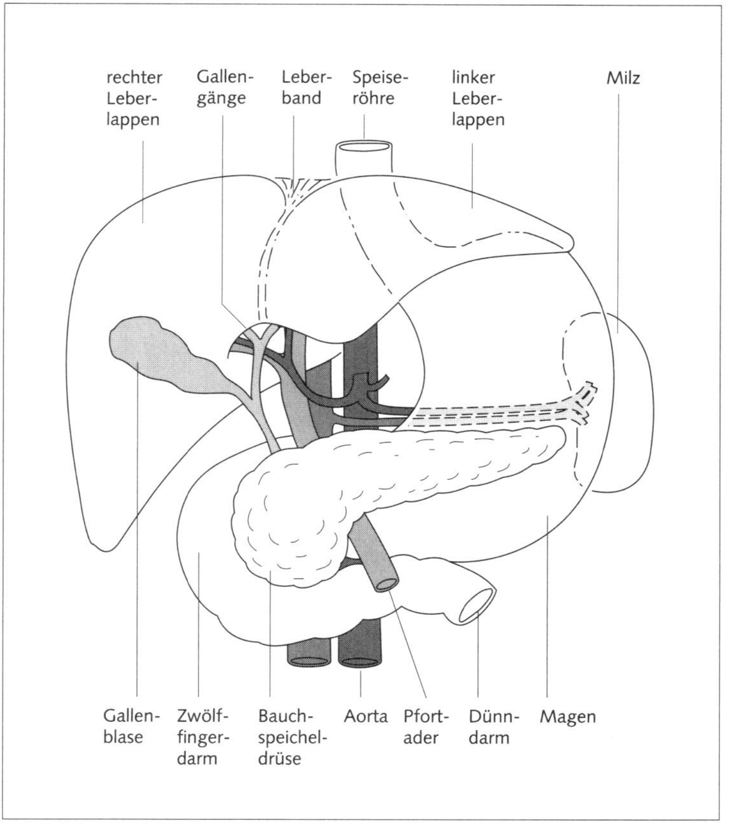

Abb. 11: Vorderansicht der Oberbauchorgane

aus Salzsäure, die die Aufspaltung der Nahrungseiweiße vorbereitet und den Nahrungsbrei von Mikroorganismen (Bakterien, Viren) befreit, zum anderen aus speziellen Verdauungssäften (Pepsinogene), die die Eiweißmoleküle weiter zerlegen. Ein spezieller

Faktor (Intrinsic factor), der im Magensaft enthalten ist, ist für die Aufnahme von Vitamin B_{12} (u. a. wichtig für die Blutbildung) zwingend erforderlich. Besteht der Verdacht auf eine Erkrankung des Magens, so können die genannten Funktionen mit relativ aufwendigen Methoden überprüft werden. Einfache Routinelaborwerte, die z. B. exakt eine Magenschleimhautentzündung oder ein Magengeschwür anzeigen, gibt es leider nicht. Da aber ein Großteil der Magen- und Zwölffingerdarmgeschwüre durch das Bakterium Helicobacter pylori verursacht werden, empfiehlt sich bei entsprechenden Symptomen eine Testung auf diesen Keim (s. u.).

Unmittelbar auf den Magen folgt als erster Abschnitt des Dünndarms der Zwölffingerdarm (Duodenum), in den der gemeinsame Ausführungsgang von Bauchspeicheldrüse und Gallenwegen mündet.

Die Bauchspeicheldrüse (Pankreas) liefert als wichtigste Verdauungsdrüse des menschlichen Körpers täglich etwa 1,5 Liter Pankreassaft, der dem Dünndarminhalt beigemischt wird und im Dünndarm mit seinen Verdauungsenzymen (Trypsin, Chymotrypsin, Alpha-Amylase, Lipase) die Eiweiße, die Fette und die Kohlenhydrate so aufspaltet, dass sie dann über die Darmschleimhaut in den Organismus aufgenommen werden können. Neben dieser Verdauungsfunktion ist die Bauchspeicheldrüse als Herstellungsort des Insulins das entscheidende Organ für einen funktionsfähigen Kohlenhydratstoffwechsel (s. S. 54).

Ein weiterer Stoff, das Hormon Glukagon (ein Gegenspieler des Insulins), wird ebenfalls vom Pankreas produziert. Während der Insulinstoffwechsel indirekt über die Zuckerwerte (s. S. 59) kontrolliert werden kann, sind zwei Laborwerte, nämlich die

Amylase und die Lipase, bei der Suche nach Entzündungen und Erkrankungen der Bauchspeicheldrüse von besonderer Bedeutung (s. S. 127 f.).

Helicobacter-pylori-Nachweis

Die Besiedelung des Magens durch Bakterien ist seit mehr als 100 Jahren bekannt. Erst 1983 gelang es jedoch, ein bestimmtes säureresistentes Bakterium, Helicobacter pylori, zu identifizieren und die Bedeutung dieses Keims für die Entstehung von Geschwüren des Magens und Zwölffingerdarms zu erforschen. Galt früher die Merkregel: »Ohne Säure kein Geschwür (Ulcus)!«, hat sich das medizinische Verständnis nunmehr gewandelt, und es heißt: »Ohne Helicobacter kein Geschwür (Ulcus)!«

Die Ansteckung erfolgt von Mensch zu Mensch, gehäuft bei schlechteren hygienischen oder beengten räumlichen Verhältnissen. Vor allem die Nachkriegsgeneration ist daher von der Helicobacter-pylori-Infektion betroffen. Man schätzt, dass weltweit ca. 3,5 Milliarden Menschen mit dem Keim infiziert sind.

Tatsächlich werden ca. 95 % der Zwölffingerdarmgeschwüre und ca. 70 % der Magengeschwüre durch Helicobacter pylori verursacht. Die übrigen Magengeschwüre werden zumeist durch Schmerz- und Rheumamittel bewirkt. Helicobacter pylori ruft eine chronische Magenschleimhautentzündung (Gastritis) mit vermehrter Bildung von Magensäure und einem Mangel an Schleimhautschutzfaktoren hervor.

Bei Personen, die eine durch Helicobacter pylori ausgelöste Magenschleimhautentzündung haben, findet man 6- bis 8-mal häufiger Magenkrebs als bei solchen, die keine chronische Gastritis haben. Auch bei selteneren Erkrankungen wie der Riesenfaltenbildung des Magens oder Magenlymphomen (einer sehr seltenen Tumorart) ist der Keim wohl nicht unbeteiligt. Deshalb ist die Erkennung der Infektion und die konsequente Therapie wichtig.

Der Verdacht auf eine Infektion mit Helicobacter besteht grundsätzlich immer dann, wenn lang anhaltende oder immer wiederkehrende Magenbeschwerden, Magenschleimhautentzündungen oder Magen- bzw. Zwölffingerdarmgeschwüre auftreten.

Die sicherste Methode zum Helicobacter-pylori-Nachweis besteht in der Entnahme einer kleinen Gewebeprobe aus dem Magen im Rahmen einer Magenspiegelung (Endoskopie). Der Keim ist dann mittels Urease-Schnelltest (der darauf beruht, dass der Keim Harnstoff aufspalten kann) oder durch eine feingewebliche Untersuchung des Gewebematerials im Labor nachweisbar.

Nicht ganz so exakt sind Bestimmungsmethoden, bei denen man nach speziellen Antikörpern gegen den Keim im Blutserum oder im Speichel sucht.

Zunehmende Verbreitung findet ein einfach durchzuführender Atemtest zum Nachweis einer Helicobacter-pylori-Infektion. Dazu wird auf nüchternen Magen zunächst ein spezieller Beutel mit Atemluft gefüllt, dann eine Testflüssigkeit (Fruchtsaft mit einem genau definierten Zusatz an speziell markiertem Harnstoff) getrunken und nach einer halben Stunde durch einen erneuten

Atemtest gemessen, ob ein eventuell vorhandener Keim einen Umbau des Harnstoffs bewirkt hat.

Wird der Keim sicher nachgewiesen, so wird man anstreben, ihn durch eine gezielte antibiotische Behandlung abzutöten. Dazu hat sich eine Kombinationstherapie aus Antibiotika und säurehemmenden bzw. die Säureproduktion des Magens unterbindenden Medikamenten bewährt. Durch die moderne so genannte Dreifach- oder Tripeltherapie (bestehend aus zwei verschiedenen Antibiotika und einem Säureblocker) kann der Keim nach neueren Studien in ca. 90 % der Fälle innerhalb von 7 Tagen vernichtet werden.

An einer Schluckimpfung gegen Helicobacter pylori wird bereits intensiv gearbeitet, die ersten Erfolge sind viel versprechend. Allerdings wird die breite Anwendung erst in 5 – 10 Jahren möglich sein.

Amylase (Alpha-Amylase)

Die Amylase ist ein Enzym, das in der Bauchspeicheldrüse und in der Ohrspeicheldrüse gebildet wird. Es bewirkt den Abbau von Stärke in kleine Zuckerbausteine (Glukose).

→ Normalwerte

(Die Normalwerte hängen von der Untersuchungsmethode im Labor ab, die gängigen Werte sind hier aufgeführt.)

im Blut	Erwachsene u. Kinder	< 100 U/l
im Urin	Erwachsene u. Kinder	< 460 U/l

↗ Zu hohe Werte

Erhöhte Werte lassen sich finden bei

- akuter Bauchspeicheldrüsenentzündung (akute Pankreatitis),
- chronischer Bauchspeicheldrüsenentzündung (chronische Pankreatitis),
- Entzündungen der Ohrspeicheldrüse (Parotitis, z. B. bei Mumps),
- Tumoren,
- Nierenerkrankungen (selten).

Lipase

Die Lipase ist ein Enzym, das ausschließlich in der Bauchspeicheldrüse gebildet wird. Es bewirkt den Abbau von Fetten im Zwölffingerdarm.

→ Normalwerte

(Die Normalwerte hängen von der Untersuchungsmethode im Labor ab, die gängigen Werte sind hier aufgeführt.)

im Blut	Erwachsene und Kinder	< 60 U/l

↗ Zu hohe Werte

Erhöhte Werte lassen sich finden bei

- akuter Bauchspeicheldrüsenentzündung (akute Pankreatitis),
- chronischer Bauchspeicheldrüsenentzündung (chronische Pankreatitis),
- Nierenerkrankungen (selten).

Leber und Gallenwege

Die Leber ist das größte Organ im Körper. Sie ist in zwei unterschiedlich große Abschnitte, den größeren rechten und den kleineren linken Leberlappen (s. Abb. 11) unterteilt, wobei ihre Hauptmasse im rechten Oberbauch unter der rechten Zwerchfellkuppel liegt. Aufgrund ihrer vielfältigen Funktionen ist die Leber mit ihrem »Anhängsel« Gallenblase zugleich die größte Drüse und das wichtigste Stoffwechselorgan des Organismus.

Als Organ mit einer derartigen Wichtigkeit für den Körper besitzt die Leber eine erstaunliche Regenerationsfähigkeit und Kapazitätsreserve, die es ermöglicht, selbst bei einem Ausfall von zwei Dritteln der Leber noch allen Aufgaben gerecht zu werden.

Gefährdet ist die Leber in erster Linie durch »schleichende Vergiftungen«, wie etwa bei zu hohem Alkoholkonsum oder Medikamentenmissbrauch sowie durch Leberentzündungen (Hepatitis), seltener durch Krebserkrankungen der Leber selbst oder durch Mitbeteiligung bei Krebserkrankungen anderer Organe.

Die Folge vieler Lebererkrankungen ist zunächst eine Leberverfettung, die sich im Laufe der Jahre durch weiter anhaltende Schädigungen zu einer Leberzirrhose (Zerstörung des größten Teils der Leberzellen und Ersatz durch knotiges »Narbengewebe«) umwandelt.

Wenn die Leber nicht richtig arbeitet, kann das – meistens schon lange bevor irgendwelche körperlichen Beschwerden auftreten – an einer Reihe von Blutwerten abgelesen werden. In erster Linie bedient der Arzt sich dabei der Bestimmung der Leberenzyme, die das Ausmaß einer Leberschädigung widerspiegeln können.

Die Leber – eine chemische Fabrik

Als »chemische Fabrik« des Körpers erfüllt die Leber über 500 Aufgaben wie etwa:

- Erzeugung von Gallenflüssigkeit (ca. 0,5 l/Tag), die in der Gallenblase gespeichert und bei Bedarf, d.h. vor allem bei Nahrungszufuhr in den Dünndarm, abgegeben wird, um dort die Fettverdauung und -aufnahme vorzubereiten,
- Aufbau der meisten Eiweißkörper, die der Organismus benötigt,
- Herstellung lebenswichtiger Substanzen für die Blutgerinnung,
- Entgiftungsfunktion (»Kläranlage« des Körpers) für die meisten Schadstoffe wie Nahrungsgifte, Genussmittel (Alkohol), Medikamente usw.,
- Speicherung von Stoffen, die dem Körper in Mangelzeiten als Reserve zur Verfügung gestellt werden können (z. B. Glykogen als Speicherform des Traubenzuckers),
- Inaktivierung zahlreicher körpereigener Hormone.

Die wichtigsten Leberenzyme, die routinemäßig bestimmt werden können, sind:

- Gamma-GT (Gamma-Glutamyl-Transferase),
- GOT (Glutamat-Oxalazetat-Transaminase) → AST (Aspartataminotransferase)

- GPT (Glutamat-Pyruvat-Transaminase) → ALT (Alaminaminotransferase)

Laborwerte, die eine (zusätzliche) Störung im Bereich der Produktion, Speicherung oder des Abflusses der Gallenflüssigkeit anzeigen können, sind:
- AP (alkalische Phosphatase) und
- Bilirubin (Gallenfarbstoff).

Ob und inwieweit die Synthesefunktion der Leber gestört ist, kann durch die Bestimmung
- der Cholinesterase,
- der Blutgerinnungsfaktoren sowie
- der Eiweißwerte

abgeklärt werden.

Als Maß dafür, inwieweit bei einer schweren Lebererkrankung die Entgiftungsfunktion der Leber gestört und eine Bewusstseinsstörung durch den Anfall von »Giftstoffen« bedingt ist, kann die Bestimmung des
- Ammoniaks

genutzt werden.

Die Frage, ob eine infektiöse Lebererkrankung vorliegt, lässt sich nur mit Hilfe einer gezielten
- Hepatitis-Serologie

beantworten.

Gamma-GT (Gamma-Glutamyl-Transferase, γ-GT)

Die Gamma-GT ist ein wichtiges Enzym im Eiweißstoffwechsel, das bei einer ganzen Reihe von Leber- und Gallenwegserkrankungen sehr empfindlich reagiert.

→ Normalwerte

Männer		< 55 U/l
Frauen		< 35 U/l
Kinder	1. Monat	< 180 U/l
	1. Jahr	< 35 U/l
	12 Jahre	< 17 U/l
	16 Jahre ♂	< 45 U/l
	16 Jahre ♀	< 31 U/l

↗ Zu hohe Werte

Die häufigsten Gründe für eine Erhöhung der γ-GT sind

- Alkoholmissbrauch,
- Leberentzündungen,
- Medikamentennebenwirkungen,
- Erkrankungen von Gallenwegen, Bauchspeicheldrüse.

Seltenere Ursachen sind Erkrankungen wie Leberkrebs (und Lebermetastasen), Herzinfarkt, Nierenleiden u. a. (die Gamma-GT ist nicht nur in der Leber, sondern auch in geringerem Maße in anderen Organen zu finden). Ein erhöhter Gamma-GT-Wert alleine beweist aber noch keine Lebererkrankung, erst im Zusammenhang mit anderen Leberwerten sind konkretere Aussagen möglich!

GOT (Glutamat-Oxalazetat-Transaminase) und GPT (Glutamat-Pyruvat-Transaminase)

Die beiden Enzyme GOT und GPT – zusammen oft einfach als Transaminasen bezeichnet – haben eine wichtige Funktion beim Abbau der Eiweißbausteine (Aminosäuren) im Organismus. Sie finden sich nicht nur in der Leber, sondern beispielsweise auch in der Muskulatur (Herz- und Skelettmuskulatur), im Gehirn und in der Niere. Eine Erhöhung der Werte bedarf deshalb immer einer genaueren Interpretation und möglicherweise einer Bestimmung weiterer Laborwerte oder einer Durchführung weiterer Untersuchungen.

→ Normalwerte

		GOT	GPT
Männer		< 50 U/l	bis 50 U/l
Frauen		< 35 U/l	bis 35 U/l
Kinder	Neugeborene	< 100 U/l	< 60 U/l
	1. Monat	< 90 U/l	< 65 U/l
	1. Jahr	< 50 U/l	< 55 U/l
	12 Jahre	< 50 U/l	< 40 U/l
	16 Jahre	< 35 U/l	< 40 U/l

↗ Zu hohe Werte

Die häufigsten Gründe für eine Erhöhung der Transaminasen sind:

- infektiöse Leberentzündungen (z. B. Virushepatitis),
- Leberzirrhose,

- Lebertumoren, Lebermetastasen,
- Erkrankungen der Gallenwege,
- Erkrankungen anderer Organe: z. B. Herzinfarkt, Lungenembolie.

Eine genauere Deutung erhöhter Transaminasen wie etwa eine Aussage über die Schwere des Leberzellschadens ist durch die Bestimmung des GOT/GPT-Quotienten sowie durch die Bestimmung zusätzlicher Laborparameter möglich.

Alkalische Phosphatase (AP)

Die alkalische Phosphatase entstammt den Knochen, der Leber, den Gallenwegen, dem Dünndarm und bestimmten Blutanteilen. Eine Erhöhung des Wertes bedarf deshalb immer einer genaueren Interpretation und einer Betrachtung zusammen mit anderen Laborwerten.

→ Normalwerte

Männer			< 129 U/l
Frauen			< 104 U/l
Kinder	1. Monat	♂	< 316 U/l
		♀	< 406 U/l
	1. Jahr	♂	< 345 U/l
		♀	< 317 U/l
	12 Jahre	♂	< 390 U/l
		♀	< 160 U/l
	16 Jahre	♂	< 171 U/l
		♀	< 119 U/l

↗ Zu hohe Werte

Erhöhte Werte lassen sich in erster Linie bei Leber- und Gallenwegserkrankungen sowie bei Erkrankungen der Knochen finden. Will man eine genauere Zuordnung zu dem erkrankten Organ treffen, ist es möglich, bestimmte Untereinheiten (Isoenzyme) der alkalischen Phosphatase zu messen. So gibt es beispielsweise ein Leber-Isoenzym, ein Gallengangs-Isoenzym, ein Knochen-Isoenzym oder ein Darm-Isoenzym. Ob es notwendig und sinnvoll ist, diese Werte zu bestimmen, wird der Arzt – unter Berücksichtigung weiterer Laborwerte – entscheiden müssen.

Gallenfarbstoff (Bilirubin)

Die Galle besteht – neben Wasser und Elektrolyten – aus Bilirubin, Gallensäuren, Cholesterin und anderen auszuscheidenden fettlöslichen Substanzen. Das Bilirubin stammt zum überwiegenden Teil aus dem Abbau der roten Blutkörperchen (Erythrozyten), die, wenn sie überaltert oder defekt sind, in Milz, Knochenmark und Leber »aussortiert« und in ihre Bestandteile »zerlegt« werden. Der für den Sauerstofftransport zuständige Anteil der Blutkörperchen, das Häm, wird dabei zunächst in das gelbliche Bilirubin abgebaut, das aber nur durch eine Kopplung an Eiweißmoleküle im Blut zur Leber transportiert werden kann.

Diese erste Form des Bilirubins wird in der Labormedizin als freies, indirektes Bilirubin bezeichnet. Damit dieses nun aus dem Körper ausgeschieden werden kann, muss es in der Leber zunächst vom Eiweiß abgekoppelt und an eine bestimmte Säure, die Glukuronsäure, gebunden werden. Nun ist es besser wasserlöslich und kann – bezeichnet als direktes, konjugiertes Bilirubin – mit der Galle in den Darm und gegebenenfalls auch über den Harn ausgeschieden werden. Da es im Labor möglich ist, die unterschiedlichen Bilirubinformen zu bestimmen, lässt sich herausfinden, in welchem Bereich des Körpers die Ursache für eine mögliche Veränderung der Werte liegen müsste.

→ Normalwerte

Gesamtbilirubin	
Erwachsene	bis 1,2 mg/dl
Kinder	bis 1,0 mg/dl
Neugeborene	
Höchstwerte am	bis 13,5 mg/dl
5./6.Lebenstag	

Direktes Bilirubin

Ist normalerweise nicht im Blut vorhanden, Werte bis 0,30 mg/dl können jedoch durch die Messmethode vorgetäuscht werden und gelten deshalb als normal.

Indirektes Bilirubin

(errechnet sich durch die Subtraktion der Ergebnisse Gesamtbilirubin – direktes Bilirubin)

Erwachsene	bis 1,1 mg/dl

↗ Zu hohe Werte

Erhöhte Gesamtbilirubin-Werte sollten immer dazu veranlassen, im Labor eine Unterteilung in direktes und indirektes Bilirubin in Auftrag zu geben.

Erhöhte Werte für indirektes Bilirubin finden sich bei:

- Erkrankungen, die mit einem beschleunigten Abbau von roten Blutkörperchen einhergehen (wenn der tägliche Abbau 5 % überschreitet – anstatt der normalen 0,8 % – und der Anfall an Abbauprodukten von der Leber nicht mehr verarbeitet werden kann),
- Neugeborenen am 2. bis 3. Lebenstag als normale »Neugeborenen-Gelbsucht« (die Leber ist anfangs mit ihrer Abbaufunktion noch überfordert),
- Neugeborenen, bei denen eine Rhesusfaktor-Unverträglichkeit mit dem mütterlichen Blut vorliegt,
- manchen Menschen als meist harmlose, erblich bedingte Stoffwechselstörung (familiäre Gelbsucht, Morbus Meulengracht).

Erhöhte Werte für direktes Bilirubin finden sich bei:

- akuter virusbedingter Leberentzündung (Hepatitis A, B, C),
- Leberzirrhose und Fettleber,
- Lebertumoren,
- Abflussstörungen für die Galle (z. B. Verschluss der Gallenwege durch Steine oder Tumoren),
- Einnahme bestimmter Medikamente als Nebenwirkung.

Die Beurteilung der Synthesefunktion der Leber durch Zuhilfenahme bestimmter Laborwerte, wie etwa der Cholinesterase, der Blutgerinnungsfaktoren und der Eiweißwerte, gehört – ebenso wie die Bestimmung des Ammoniakspie-

gels zur Überprüfung der Entgiftungsfunktion der Leber – nicht zu den Routineuntersuchungen in der alltäglichen Arztpraxis. Ob und wann diese Werte erforderlich sind und wie Veränderungen einzustufen sind, sollte der Entscheidung des Spezialisten vorbehalten bleiben.

info **Infektiöse Lebererkrankungen**

Die Erreger der meisten infektiösen Lebererkrankungen sind Viren. An erster Stelle stehen dabei die Hepatitisviren, die je nach Art mehr oder weniger ernste Leberentzündungen hervorrufen können.
Die Kenntnisse über diese Viren wachsen ständig – mittlerweile ist es möglich, Viren vom Typ A, B, C, D und E zu unterscheiden. Die Fortschritte auf dem Gebiet der Hepatitisforschung haben dazu beigetragen, dass heutzutage gut verträgliche Impfstoffe gegen die Hepatitis A und B vorhanden sind.

Hepatitis-A-Serologie
Die Hepatitis A ist die häufigste und – verglichen mit den anderen Hepatitisformen – am wenigsten gefährliche Form der Leberentzündung. Sie wird vom Hepatitis-A-Virus (HAV) ausgelöst, das vor allem über (durch Fäkalien verunreinigte) Nahrungsmittel verbreitet wird. Die Prognose der Hepatitis A ist gut, sie heilt praktisch immer folgenlos aus. Die Blutwerte (Anti-HAV-IgM und Anti-HAV-IgG), die die Infektion mit dem Virus anzeigen, haben einen charakteristischen Verlauf und lassen erkennen, ob eine momentane Erkrankung vorliegt.

Hepatitis-B-Serologie

Der Erreger der Hepatitis B, die vor allem über den parenteralen Weg (d. h. über Blut und Blutprodukte) und durch Sexualkontakte übertragen wird, ist das Hepatitis-B-Virus (HBV). Da es bei etwa 10 % aller Erkrankungen zu einem dauerhaften (chronischen) Entzündungsprozess der Leber kommt, der über Jahre hinweg zu einer unheilbaren Leberzirrhose mit Zerstörung der Leberfunktion führen kann, ist die Erkrankung als gefährlich einzustufen.

Eine Reihe von Hepatitis-B-Serologie-Werten (HBs-Ag/AK, HBc-Ag/AK, HBe-Ag/AK, HBV-DNA, HBV-DNA-Polymerase) ermöglicht es dem Arzt, das Stadium und den Verlauf der Erkrankung zu bestimmen.

Hepatitis-C-Serologie

Etwa 90 % aller Hepatitisformen, die man früher nicht der Hepatitis A und nicht der Hepatitis B zuordnen konnte und deshalb als Non-A-non-B-Hepatitis bezeichnete, werden durch das Hepatitis-C-Virus (HCV) hervorgerufen. In Bezug auf Übertragungswege der Viren und ihre Gefährlichkeit ist die Hepatitis C der Hepatitis B gleichzusetzen; es wird vermutet, dass die Zahl der dauerhaft geschädigten, chronisch Leberkranken sogar höher liegt.

Die Hepatitis-C-Serologie (Anti-HCV) ist derzeit noch wenig aussagekräftig, da sich mit ihrer Hilfe weder die Frage, ob die Infektion frisch ist, noch die Frage, inwieweit die Entzündung ein chronisches Stadium erreicht hat, exakt beantworten lässt.

Hepatitis-D-Serologie

Die Hepatitis D tritt nur zusammen oder in Folge einer Hepatits B auf, Übertragungswege und Gefährlichkeit entsprechen denen der Hepatitis B. Die Hepatitis-D-Serologie (Anti-HDV-IgM, Anti-HDV-IgG, Anti-HBe) ermöglicht eine relativ genaue Einstufung des Krankheitsstadiums.

Hepatitis-E-Serologie

Die Hepatitis E, die im Verlauf der Hepatitis A ähnelt, ist in vielen Entwicklungsländern weit verbreitet. Sie läßt sich über spezielle Antikörper (Anti-HEV-IgM, Anti-HEV-IgG, HEV-RNA) nachweisen.

Niere und ableitende Harnwege

Das Harnsystem (Nieren, Harnleiter, Blase, Harnröhre) erfüllt mit der Harnproduktion und der Harnausscheidung die lebenswichtige Aufgabe der Ausscheidung von Stoffwechselendprodukten, den harnpflichtigen Substanzen, deren Anhäufung ansonsten zu einer Vergiftung des Organismus führen würde.

Die Nieren

Zentrales Organ des Harnsystems sind die beiden Nieren, die links und rechts der Wirbelsäule dicht unter dem Zwerchfell liegen. Sie filtern das ihnen über die Nierenschlagadern zugeführte Blut und geben den produzierten Urin über die Harnleiter in die Blase ab. Diese dient als Sammelbecken und kontrolliert die Harnentleerung. Neben der Entfernung von »normalen« Stoffwechselendprodukten des Körpers erfüllen die Nieren auch durch die Ausscheidung von Fremdsubstanzen (z. B. Medikamente, Umweltgifte) die Aufgabe einer »echten« Entgiftung des Körpers, weiterhin kommt ihnen die entscheidende Rolle bei der Regulierung des Salz- und Wasserhaushalts zu.

Durch Blut- und Urinuntersuchungen können Erkrankungen oder Funktionsstörungen der Nieren oft bereits zu einem Zeitpunkt festgestellt werden, wo überhaupt noch keine Krankheitserscheinungen sichtbar sind. Die wichtigsten Laborwerte, die die Funktionsfähigkeit der Nieren wiedergeben, sind die Blutwerte Kreatinin und Harnstoff. Rasche Rückschlüsse auf Erkrankungen der Niere und der Harnwege sind mit Hilfe von Harnuntersuchungen (Harnteststreifen, Harnsediment, Harnkultur) möglich.

Kreatinin

Aus dem Energielieferanten Kreatinphosphat entsteht als Endprodukt des Muskelstoffwechsels das Kreatinin, das in das Blut abgegeben und über die Nieren ausgeschieden werden muss. Die Kreatininmenge im Blut ist somit einerseits von der Muskelmasse des Menschen, andererseits von der Ausscheidungsfähigkeit seiner Nieren abhängig, wobei die Blutwerte für den Einzelnen eigentlich nur geringen Schwankungen unterliegen. Zu berücksichtigen ist dabei die Tatsache, dass ein merklicher Anstieg der Kreatininwerte im Blut erst dann zu erwarten ist, wenn die Filtrationsfähigkeit der Nieren um mehr als 50 % reduziert ist.

→ Normalwerte

Männer		0,7 – 1,3 mg/dl
Frauen		0,6 – 1,1 mg/dl
Kinder	Neugeborene	0,5 – 1,2 mg/dl
	1. Monat	0,4 – 0,7 mg/dl
	1. Jahr	0,4 – 0,7 mg/dl
	12 Jahre	0,6 – 1,0 mg/dl
	16 Jahre	0,6 – 1,3 mg/dl

↗ Zu hohe Werte

Erhöhte Werte lassen sich finden bei:

- »Nierenschwäche« (Niereninsuffizienz),
- Muskelzerstörungen (z. B. Quetschungen).

↘ Zu niedrige Werte

Erniedrigte Werte haben normalerweise keinen Krankheitswert, sie lassen sich finden bei

- geringer Muskelmasse,
- Schwangerschaft.

Mit Hilfe einer weiteren, etwas aufwendigeren (und deshalb nicht routinemäßig durchgeführten) Laboruntersuchung – der Kreatinin-Clearance – lassen sich Störungen der Nierenfunktion bereits früher erfassen.

Harnuntersuchungen

Ergänzend zu der auf S. 49 beschriebenen häufigsten Untersuchung des Harns mit Hilfe von Harnteststreifen werden bei unklaren Befunden oder zur genaueren Abklärung bevorzugt zwei Methoden der Harnuntersuchung durchgeführt, nämlich die Anfertigung des Harnsediments sowie das Anlegen einer Harnkultur,

Harnsediment

Um den Harn auf Zellen und andere feste Bestandteile untersuchen zu können, werden 10 ml der Urinprobe zentrifugiert (d. h. für etwa 5 Minuten mit 2000 – 3000 Umdrehungen/min ausgeschleudert). Die Ansammlung der festen Bestandteile im »Bodensatz« kann nach Entfernen des flüssigen Harnüberstands unter dem Mikroskop untersucht und beurteilt werden.

→ Normalwerte

Rote Blutkörperchen	0 – 1 pro Gesichtsfeld
Weiße Blutkörperchen	1 – 4 pro Gesichtsfeld
Epithelzylinder*	bis 15 pro Gesichtsfeld
Hyaline Zylinder**	vereinzelt pro Gesichtsfeld
Kristalle (z. B. Kalzium, Harnsäure)	in geringen Mengen

* Epithelzylinder = rollenförmige Zusammenballungen von Epithelzellen (Zellen der obersten Hautschicht)

** Hyaline Zylinder = rollenförmige Zusammenballungen von Eiweißen

↗ Zu hohe Werte

Das vermehrte Auftreten von roten Blutkörperchen kann auf Entzündungen, Nierensteine, Tumoren und Verletzungen der Harnwege hinweisen, eine erhöhte Zahl von weißen Blutkörperchen spricht am ehesten für ein Entzündungsgeschehen im Bereich der Nieren oder der Harnwege.

Eine Vermehrung unterschiedlichster »Zylinderarten« findet sich beispielsweise bei Nierenentzündungen, das Erscheinen von Hefen und Bakterien zeigt eine Infektion mit diesen Krankheitserregern an.

info **Harnkultur**

Ergeben sich aufgrund von entsprechenden körperlichen Beschwerden oder von Routineuntersuchungen (z. B. mittels Teststreifen) Hinweise auf eine Infektion der Harnwege, so ist es sinnvoll, die Keimart mit Hilfe einer Harnkultur zu bestimmen und gezielt zu behandeln. Am besten zur Untersuchung geeignet ist der Morgenurin, da er am stärksten konzentriert ist und beim Vorliegen eines Harnwegsinfekts eine hohe Keimzahl enthält. Ein möglichst ohne äußere Verunreinigung gewonnener Mittelstrahlurin wird im Labor oft mehrere Tage bebrütet. (Es handelt sich dabei um die »mittlere Portion« beim spontanen Entleeren der Blase, d. h. man verwirft die ersten ca. 50 ml Urin, lässt die folgenden 5–10 ml für die Untersuchung in ein steriles Probengefäß und verwirft dann auch den Rest.) Sind Bakterien im Urin enthalten, so vermehren sich diese. Der Bakterientyp und die Bakterienzahl geben dann Anhaltspunkte für das einzusetzende Antibiotikum, das sogar im Hinblick auf seine Wirksamkeit bereits an der Harnkultur ausprobiert werden kann (Antibiogramm).

Knochen und Gelenke

Knochen- und Knorpelgewebe, Gelenke und Muskeln sind die Bausteine unseres Bewegungsapparats. Dabei gewährt das Skelettsystem mit seinen über 200 Knochen nicht nur die Stabilität der äußeren Gestalt und den Schutz der inneren Organe sowie des Gehirns, sondern stellt auch einen wichtigen Mineralspeicher, insbesondere für Kalzium und Phosphat, dar.

info **Knochen**

Die Vorstellung, ein Knochen sei nur eine starre Struktur, ist falsch. Ein ständiger Auf-, Ab- und Umbau des Knochengewebes sorgt dafür, dass der Zustand des Skeletts sich den dauernd in Änderung befindlichen Anforderungen des Körpers anpassen kann. Im Inneren des Knochens, in der Markhöhle, findet sich in vielen Knochen die Produktionsstätte für die meisten Blutzellen (z. B. rote und weiße Blutkörperchen, Blutplättchen). Die Wachstumsgeschwindigkeit des Knochens wird vor allem durch das Wachstumshormon (s. S. 89) bestimmt, das beson-

ders in der Pubertät in enger Wechselwirkung mit den Sexualhormonen Östrogen und Testosteron steht.
Für die Regulation des Kalzium- und Phosphathaushalts sowie des Auf- und Abbaus des Knochens sind als weitere Faktoren das in der Nebenschilddrüse gebildete Parathormon, das in der Schilddrüse gebildete Kalzitonin und das in der Haut unter UV-Bestrahlung entstehende Vitamin D von Bedeutung.
Knochen- und Gelenkbeschwerden sind die häufigsten Beschwerdebilder im höheren Alter, wobei die Ursachen von »Abnutzungs- und Verschleißerscheinungen« (Arthrosen) über echte entzündliche »Rheumaerkrankungen« (Arthritiden, chronische Polyarthritis = cP, Morbus Bechterew) und Stoffwechselerkrankungen (z. B. Gicht) bis hin zu dem in erster Linie hormonell bedingten übermäßigen Knochenabbau, der Osteoporose, reichen. Die in früheren Zeiten durch Mangelernährung und fehlende Sonnenbestrahlung relativ häufig zu findende, durch Vitamin-D-Mangel ausgelöste Knochenerkrankung, die Rachitis, tritt in Mitteleuropa dank entsprechender Vorbeugemaßnahmen praktisch nicht mehr auf.

Die Laboruntersuchungen bei Knochen- und Gelenkbeschwerden werden sich primär auf die Suche nach Entzündungszeichen (z. B. Blutsenkung, s. S. 41), nach Hinweisen auf eine Erkrankung aus dem Bereich »Rheuma« (Bestimmung der so genannten Rheumafaktoren) und auf die Bestimmung der Stoffwechselwerte Kalzium und Phosphat (s. auch Tab. 6, S. 102 f.) konzentrieren.

Kalzium

Das Körperkalzium ist zu 98 % in den Knochen deponiert, ungefähr 1 % davon wird täglich erneuert. Die Aufnahme von Kalzium aus der Nahrung erfolgt mithilfe eines Vitamin-D-Abkömmlings im Dünndarm, die Ausscheidung über die Nieren. Reguliert wird der Kalziumblutspiegel über das Parathormon, das zu seiner Wirkung an Knochen und Nieren wiederum das Vitamin D benötigt.

→ Normalwerte

Erwachsene		2,08 – 2,65 mmol/l
Kinder	Neugeborene	2,1 – 2,57 mmol/l
	1 Monat	2,12 – 2,37 mmol/l
	1 Jahr	2,12 – 2,37 mmol/l
	12 Jahre	2,15 – 2,47 mmol/l
	16 Jahre	2,15 – 2,52 mmol/l

↗ Zu hohe Werte

Erhöhte Werte lassen sich finden bei:

- Erkrankungen, die zu Knochenzerstörungen führen (z. B. Tumoren und deren Metastasen),
- Überfunktion der Nebenschilddrüse,
- Einnahme bestimmter Medikamente,
- Überfunktion der Schilddrüse.

↘ Zu niedrige Werte

Erniedrigte Werte lassen sich finden bei:

- Aufnahmestörungen für Kalzium im Darm,

- Nierenerkrankungen,
- Unterfunktion der Nebenschilddrüse,
- Lebererkrankungen,
- Bauchspeicheldrüsenerkrankungen.

Phosphat

Der Phosphor befindet sich vorwiegend in den Knochen und Zähnen. Die Aufrechterhaltung des Phosphatspiegels im Blut wird durch das Zusammenspiel von Wachstumshormon, Östrogen und Parathormon kontrolliert.

→ Normalwerte

Erwachsene 0,84 – 1,45 mmol/l

↗ Zu hohe Werte

Erhöhte Werte lassen sich finden bei:

- Erkrankungen, die zu Knochenzerstörungen führen (z. B. Tumoren und deren Metastasen),
- Unterfunktion der Nebenschilddrüse,
- Nierenerkrankungen.

↘ Zu niedrige Werte

Erniedrigte Werte lassen sich finden bei:

- Aufnahmestörungen für Phosphor im Darm,
- Überfunktion der Nebenschilddrüse,
- Vitamin-D-Mangelrachitis.

Blut und blutbildende Organe

Die Grundlagen des Blutsystems und seine wichtigsten Laborwerte sind ausführlich auf S. 26 ff. dargestellt.

Im Folgenden soll deshalb ergänzend nur auf die Blutgruppen, die Anämien und die Leukämien eingegangen werden.

info Blutgruppensysteme

AB0-System

Jeder Mensch besitzt eine der vier Blutgruppen A, B, AB und 0, die nicht miteinander verträglich und in unterschiedlicher Häufigkeit in der Bevölkerung zu finden sind (s. Tab. 8). Die Bezeichnung der Blutgruppe richtet sich dabei nach den Merkmalen, die auf den roten Blutkörperchen (Erythrozyten) vorhanden sind und die nach einem festen Schema vererbt werden. Ein Mensch, dessen Erythrozyten das Merkmal A haben, besitzt die Blutgruppe A, ein Mensch, der das Merkmal B hat, die Blutgruppe B, ein Mensch, der beide Merkmale hat, die Blutgruppe AB und ein Mensch, der keines der Merkmale hat, die Blutgruppe 0. Da ein Mensch von jedem Elternteil ein Blutgruppenmerkmal erhält, sind folgende Kombinationen möglich: A0, AA, B0, BB, AB, 00. A0 und AA werden als A, B0 und BB als B zusammengefasst, so dass nur vier Blutgruppenbezeichnungen übrig bleiben.

Tab. 8: Häufigkeitsverteilung der vier Blutgruppen in der deutschen Bevölkerung

Blutgruppe	Häufigkeit (%)
A	44
0	38
B	12
AB	6

Die Unverträglichkeit der Blutgruppen untereinander beruht darauf, dass sich im Blutplasma Antikörper befinden, die sich jeweils gegen die roten Blutkörperchen der anderen Blutgruppen richten. So enthält z. B. das Plasma eines Menschen mit der Blutgruppe A Antikörper gegen Erythrozyten der Blutgruppe B (Anti-B). Er könnte deshalb kein Blut erhalten, in dem Erythrozyten mit dem Merkmal B vorhanden sind – das wäre bei den Blutgruppen B und AB der Fall. Einen Überblick über die Verträglichkeit der Blutgruppen gibt Tab. 9.

Tab. 9: Verträglichkeit zwischen Blutspendeempfänger (Patient) und Spenderblut: (+) = Verträglichkeit vorhanden, (–) = Unverträglichkeit

Patient hat Blutgruppe	Antikörper	Patient erhält Erythrozyten der Blutgruppe			
		A	B	AB	0
A	Anti-B	+	–	–	+
B	Anti-A	–	+	–	+
AB	keine	+	+	+	+
0	Anti-A, Anti-B	–	–	–	+

Rhesus-System

Neben den AB0-Eigenschaften der Erythrozyten gibt es noch zahlreiche andere Blutkennzeichen, die für die Verträglichkeit der Blutgruppen von Bedeutung sind. Eine der wichtigsten Eigenschaften ist der Rhesus-Faktor, ein Merkmal, das auch als Antigen D bezeichnet wird.

Dieses Antigen D weisen 85 % aller Menschen auf und werden deshalb als Rhesus-positiv bezeichnet. Erhalten Menschen, die den Faktor nicht besitzen – also Rhesus-negative Menschen – Blut von Rhesus-positiven Menschen, oder erwartet eine Rhesus-negative Frau ein Rhesus-positives Kind, so bilden sich die Anti-D-Antikörper. Kommt dieser Mensch jetzt noch irgendwann einmal in seinem Leben mit Rhesus-positivem Blut in Kontakt, oder wird eine Frau erneut mit einem Rhesus-positiven Kind schwanger, so kann eine lebensbedrohliche Unverträglichkeitsreaktion ausgelöst werden. Im Rahmen der Schwangerschaftsvorsorge wird deshalb routinemäßig der Rhesus-Faktor bestimmt und, falls notwendig, eine vorbeugende Behandlung mit Spezial-Anti-D-Serum durchgeführt.

Anämien (Blutarmut)

Einer der häufigsten Gründe, weshalb Erythrozytenzahl (s. S. 33), Hämatokrit (s. S. 36), Hämoglobin (s. S. 35) und andere Größen des Blutbildes (s. S. 41 f.) bestimmt werden, ist die Suche nach einer Blutarmut. Da den Menschen mit Blutarmut die »Sauerstofftransporteure« – die Erythrozyten – nicht in gewohnter Menge zur Verfügung stehen, sinkt ihre körperliche Belastbarkeit; sie werden blass und müde. Bei ausgeprägter Blutarmut leiden sie schon bei geringer körperlicher Anstrengung unter Atemnot und schnellem Herzschlag.

Die Ursachen für eine Blutarmut können sein:

- Mangel an »Rohstoffen« bei der Erythrozytenproduktion (Mangelanämien),
- zu schneller Abbau der Erythrozyten im Körper (hämolytische Anämien),
- Blutverluste (vor allem durch unmerkliche »schleichende« Blutungen),
- andere Erkrankungen (z. B. Nierenerkrankungen, Knochenmarkerkrankungen).

Mithilfe laborchemischer Untersuchungen lässt sich die Art der Anämie relativ sicher bestimmen.

Eisenmangelanämie

Die häufigste Ursache für eine Störung der Blutbildung ist ein Eisenmangel. Im menschlichen Organismus sind 60 – 70 % des Eisens im roten Blutfarbstoff (Hämoglobin) als dessen Bestandteil gebunden.

Eine verminderte Eisenzufuhr durch eisenarme Ernährung, vor allem aber ein »schleichender« vermehrter Eisenverlust über Blutungen (z. B. Regelblutung, Blutungen im Magen-Darm-Trakt) führt dazu, dass nach Ausschöpfung der körpereigenen Eisenvorräte nur noch zu kleine und zu wenig gefärbte Erythrozyten produziert werden können.

Die Eisenmangelanämie lässt sich durch die Bestimmung des Eisenspiegels im Blut relativ einfach erkennen. Die Bestimmung des Ferritins erlaubt darüber hinaus einen Rückschluss auf die Reserveeisenkonzentration des Organismus.

Die Behandlung besteht (neben der Suche und der Behandlung der Ursache für den Eisenmangel) in der Verabreichung von Eisentabletten.

Vitamin-B_{12}- und Folsäuremangelanämie

Vitamin-B_{12}- und Folsäuremangel sind weitere – allerdings seltenere – Ursachen für eine mangelhafte Erythrozytenbildung, wobei hier die roten Blutkörperchen – im Gegensatz zum Eisenmangel – typischerweise zu groß und zu intensiv gefärbt sind. Treten als weitere Folgeerscheinungen des Vitamin-B_{12}-Mangels zusätzlich Störungen im Bereich des Nervensystems auf, so spricht man von einer perniziösen Anämie. Die Suche nach den Ursachen und ihre Behandlung sind Aufgabe des Arztes.

Hämolytische Anämien

Eine Blutarmut kann auch dann entstehen, wenn der Körper zwar ausreichend Erythrozyten herstellt, diese aber vorzeitig im Kreislauf zugrunde gehen (Hämolyse = Auflösung der roten Blutkörperchen). Die Ursache kann entweder in den Erythrozyten selbst liegen (erblich bedingte fehlerhafte Produktion) oder in anderen »äußeren Auslösern«, wie z. B. Antikörpern gegen die Erythrozyten, Krankheitserregern (z. B. bei Malaria), Zellgiften (z. B. Blei) oder Medikamenten (als unerwünschte Nebenwirkung).

Leukämien

Die krebsartige Vermehrung von weißen Blutkörperchen (Leukozyten) oder deren Vorstufen (die sich normalerweise nur im Knochenmark finden lassen) wird als Leukämie bezeichnet. Als Ursachen für die Leukämien kommen sowohl erblich bedingte Defekte als auch äußere Faktoren wie etwa Strahlenbelastung oder Zellgifte in Frage, eine genaue Ursache lässt sich jedoch meistens nicht bestimmen. Die Anzeichen für eine Leukämie können völlig uncharakteristisch sein, etwa als Zufallsbefund bei der Blutuntersuchung. Der Verlauf ist entweder schleichend (die Krankheit äußert sich in Abgeschlagenheit, Fieber und Infektanfälligkeit) oder hochdramatisch, wobei Haut- und Schleimhautblutungen, Lymphknotenschwellungen sowie Milz- und Lebervergrößerung auftreten.

Einteilung der Leukämien

Je nachdem, welche Entwicklungsreihe der weißen Blutkörperchen von der Entartung betroffen ist, spricht man von einer myeloischen oder einer lymphatischen Leukämie, je nachdem, ob die Erkrankung schlagartig oder schleichend auftritt, von einer akuten oder einer chronischen Leukämie.

Als große Gruppen werden demnach unterschieden:

- die akute myeloische Leukämie,
- die akute lymphatische Leukämie,
- die chronische myeloische Leukämie und
- die chronische lymphatische Leukämie.

Die akute myeloische Leukämie tritt überwiegend bei Erwachsenen auf und verläuft trotz Behandlung oft tödlich.
Die akute lymphatische Leukämie tritt überwiegend bei jüngeren Kindern auf und hat bei rechtzeitiger und aggressiver Behandlung mit Krebsmedikamenten relativ günstige Heilungschancen.
Die chronische myeloische Leukämie tritt meistens im Erwachsenenalter auf und führt trotz Einsatz aufwendiger Behandlungsverfahren (z. B. Knochenmarktransplantation) oft zum Tode.
Die chronische lymphatische Leukämie ist eine Erkrankung des höheren Alters, die nur sehr langsam fortschreitet und zunächst oft nur beobachtet und noch nicht behandelt werden muss.
Neben dieser groben Einteilung der Leukämien in die vier großen Gruppen lassen sich in Speziallabors und entsprechenden, auf Leukämie spezialisierten Kliniken viel genauere Unterteilungen treffen und exakt darauf abgestimmte Behandlungsmethoden durchführen.

Entzündungen

Der menschliche Körper befindet sich in einer ständigen Auseinandersetzung mit schädlichen Einflüssen (Noxen), die er wirkungsvoll bekämpfen muss. Ob Hitze oder Kälte, Verletzungen, Infektionen mit Mikroorganismen (Bakterien und Viren) oder chemische Gifte, der Körper muss die Gefahr einer Schädigung oder deren Ausmaß möglichst gering halten.

Eine wichtige Möglichkeit dieser »Schadensabwehr« ist die Entzündungsreaktion, die, unabhängig von der auslösenden Ursache, nach einem bestimmten Schema abläuft.

Die äußerlich bemerkbaren Anzeichen einer Entzündung sind:
- Schmerz,
- Rötung,
- Schwellung,
- Überwärmung sowie
- gestörte Funktion im betroffenen Gebiet.

Die Untersuchung des Blutes kann das Vorhandensein einer Entzündung anzeigen, wobei sich der Ort des Entzündungsgeschehens allein mit den Routinewerten, nämlich der Blutsenkungsgeschwindigkeit (s. S. 41) und dem kleinen Blutbild (s. S. 32 ff.), meistens nicht genauer bestimmen lässt.

Dem Arzt stehen aber eine Vielzahl von Zusatzuntersuchungen zur Verfügung, die in erster Linie die entzündungsbedingten Veränderungen im Eiweißhaushalt oder das Verhalten des Immunsystems widerspiegeln.

C-reaktives Protein (CRP)

Ein oft verwendeter Laborwert, der eine akute Entzündung bestätigen kann und mit dessen Hilfe sich der Verlauf einer Erkrankung kontrollieren lässt, ist das C-reaktive Protein (CRP).

➔ Normalwerte

< 0,5 mg/l
Normale Werte schließen eine Infektionskrankheit aus.

↗ Erhöhte Werte

Mäßig erhöhte Werte: Sie sprechen für leichte bis mäßig entzündliche Geschehen, schwere Viruserkrankungen oder »rheumatische« Erkrankungen.
Stark erhöhte Werte (> 50 mg/l):
Sie sind kennzeichnend für schwere bakterielle Infektionen oder andere hochentzündliche Erkrankungen.

Immunsystem

Wenn Krankheitserreger in den Körper eindringen, stehen dem Organismus zwei Abwehrsysteme – nämlich die unspezifische Abwehr und die spezifische Abwehr – zur Verfügung.

Zur unspezifischen Abwehr gehören »Fresszellen« und »Killerzellen«, die Eindringlinge auflösen und unschädlich machen.

Zur spezifischen Abwehr gehören in erster Linie die T-Lymphozyten und die B-Lymphozyten. Beide Zellarten entstehen aus einer Stammzelle im Knochenmark (s. Abb. 12), die auch die Mutterzelle für die weißen Blutkörperchen (Leukozyten) darstellt. Aus der Stammzelle werden Lymphozyten gebildet, die sich dann in besonders hoher Konzentration in Lymphgefäßen, Lymphknoten und lymphatischen Organen finden. Ein Teil der Lymphozyten entwickelt sich im Thymus (hinter dem Brustbein liegende innere Drüse) zu T-Lymphozyten und

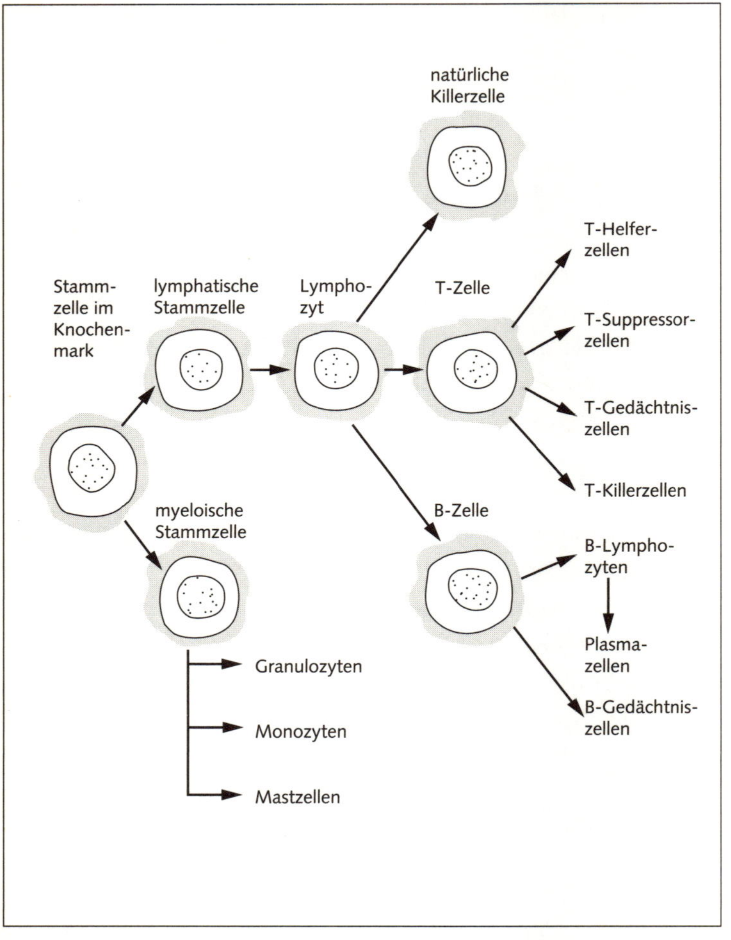

Abb. 12: Die wichtigsten Abwehrzellen und ihre Entwicklung

bildet mit seinen T-Helferzellen, seinen T-Suppressorzellen, seinen T-Gedächtniszellen und seinen T-Killerzellen die Grundlage der spezifischen zellulären Abwehr.

Ein anderer Teil der Lymphozyten entwickelt sich im Knochenmark zu B-Lymphozyten, die über ihre Wandlung zu Plasmazellen die Lieferanten für die gegen das Antigen maßgeschneiderten Abwehrkörper (Antikörper) sind. Diese Antikörper lassen sich labormäßig als Immunglobuline erfassen.

Immunglobuline

Die Immunglobuline sind die Antikörper des Menschen. Sie werden von den aus B-Lymphozyten abstammenden Plasmazellen speziell gegen Fremdstoffe (Antigene, z. B. Bakterien), die in den Körper gelangen, produziert. Nach ihrer chemischen Struktur und ihrer Funktion (frühes oder spätes Auftreten) werden sie in die 5 Klassen IgA, IgG, IgM, IgD und IgE eingeteilt.

Auf der Suche nach Infektionen

Neben der allgemeinen Beurteilung der Konzentration dieser einzelnen Immunglobulinklassen und entsprechenden Rückschlüssen auf bestimmte Erkrankungen von Leber, Niere oder Gelenken lässt sich aufgrund des Vorhandenseins spezieller Antikörper-Untergruppen ableiten, ob eine bestimmte Infektion vorliegt.

Besteht z. B. der Verdacht auf eine Rötelninfektion, werden im Labor die Antikörper gegen Rötelnviren bestimmt. Ein hoher

Anti-Röteln-IgM-Spiegel spricht dann für eine frische Infektion, ein erhöhter Anti-Röteln-IgG-Spiegel dagegen eher für eine alte, bereits abgelaufene Infektion oder eine erfolgreich durchgeführte Impfung.
Die Bestimmung von speziellen Antikörpern ermöglicht eine immer gezieltere Beantwortung der Frage, ob der Organismus sich mit einer bestimmten Erkrankung auseinandersetzt und ob der Krankheitsverlauf Besonderheiten wie etwa den Übergang in eine chronische Erkrankung aufweist. Darüber hinaus lässt sich mit Sicherheit bestimmen, ob gegenüber einer Infektionskrankheit eine Immunität, z. B. durch Impfungen, besteht.
Die Komponenten des Immunsystems lassen sich heutzutage sehr detailliert bestimmen und spielen bei der Fragestellung nach Immunerkrankungen eine wichtige Rolle. Insbesondere die Forschungen um die Infektion mit HIV (menschliches Immunschwächevirus) und die daraus resultierende Immunschwächekrankheit Aids erbringen immer neue Details über die Komponenten der Abwehrmechanismen. Bei der Beurteilung der Frage, ob und ab wann eine HIV-Infektion medikamentös behandelt wird, spielen beispielsweise die Kenntnisse über die Zahl der T-Helferzellen und der T-Killerzellen eine entscheidende Rolle.

Tumoren

Geschwülste (Tumoren) entstehen durch übermäßiges, meist ungehemmtes und unkontrolliertes Wachstum von körpereigenem Gewebe. Je nach Aggressivität und Ausmaß der Bedrohung des übrigen Organismus werden gutartige und bösartige Tumoren unterschieden.

Krebswachstum erkennen

Kennzeichen von gutartigen Tumoren sind dabei das in aller Regel langsame Wachstum und die Eigenschaft, das umliegende Gewebe nur zu verdrängen und nicht zu zerstören. Dagegen ist für bösartige Tumoren schnelles, aggressives und zerstörendes Wachstum charakteristisch. Ein weiteres Kennzeichen ist die Neigung zur Bildung von Tochtergeschwülsten (Metastasen) an entfernten Stellen des Organismus.

Lungen-, Brust-, Dickdarm-, Magen- und Prostatakrebs sind in Deutschland die häufigsten Krebsarten, von großer Bedeutung sind ebenfalls Gebärmutter- und Eierstockkrebs.

Die Methoden zur Krebsfrüherkennung (Krebsvorsorgeuntersuchungen) sind zwar in ihrer Aussagekraft – auch durch die insgesamt nur geringe Inanspruchnahme – oft unsicher, es wurden jedoch auf diesem Gebiet bereits deutliche Fortschritte erzielt, insbesondere was das rechtzeitige Erkennen von Brustkrebs, Dickdarmkrebs und auch Hautkrebs anbelangt. Die Suche nach Laborwerten, die eine Krebserkrankung anzeigen, hat zwar viele neue Einzelerkenntnisse über Blutveränderungen bei bestimmten Krebsarten erbracht; einen sicheren, frühzeitigen und eindeutigen Nachweis von Krebs nur über Laboruntersuchungen gibt es jedoch weiterhin nicht! Die Ansätze, einen bestimmten Krebs jeweils durch eine bestimmte Laboruntersuchung zu identifizieren, sind über die so genannten Tumormarker gegeben.

info Tumormarker

Tumormarker sind Stoffe, die im Zusammenhang mit Tumorerkrankungen auftreten bzw. in erhöhter Konzentration im Blut des Betroffenen nachweisbar sein können. Hauptsächlich handelt es sich bei den Tumormarkern um Eiweißkörper, die von den Tumoren selbst oder von dem durch den Tumor irritierten Gewebe produziert werden.
Die Schwierigkeiten bei der Interpretation des Auftretens und der Konzentration der Tumormarker ergeben sich dadurch, dass einerseits auch beim Nicht-Tumorkranken oder beim Gesunden Tumormarker gefunden werden können und dass sich andererseits durch das Fehlen von Tumormarkern eine Krebserkrankung nicht sicher ausschließen lässt.
Der Nachweis von Tumormarkern zählt deshalb noch nicht zu den Routineuntersuchungen, sondern muss vom Arzt gezielt bei Risikogruppen, bei Verdacht auf eine Krebserkrankung aufgrund anderweitiger Untersuchungen und bei bekanntem Tumor (zur Verlaufskontrolle) eingesetzt und sorgfältig interpretiert werden.

Als Beispiele für Tumormarker seien das karzinoembryonale Antigen (CEA), das Alphafetoprotein (AFP), das prostataspezifische Antigen (PSA), das CA 19-9 und das CA 15-3 aufgeführt.

CEA

Wird bei der Suche nach Darm-, Brust- und Lungenkrebs eingesetzt. Erhöhte Werte lassen sich aber auch bei anderen Krebsarten (z. B. Magen- und Bauchspeicheldrüsenkrebs) und bei Lungen- und Lebererkrankungen sowie bei Rauchern finden.

AFP
Wird bei der Suche nach Leber-, Eierstock- und Hodenkrebs eingesetzt. Erhöhte Werte lassen sich aber auch bei anderen Krebsarten (z. B. Magenkrebs), bei gutartigen Lebererkrankungen sowie bei Schwangeren finden.

PSA
Wird bei der Suche nach Prostatakrebs eingesetzt. Erhöhte Werte lassen sich aber auch bei anderen gutartigen Erkrankungen der Prostata finden.

CA 19–9
Wird bei der Suche nach Bauchspeicheldrüsen- und Darmkrebs eingesetzt. Erhöhte Werte lassen sich aber auch bei anderen Krebsarten (z. B. Magen- und Leberkrebs) finden.

CA 15–3
Wird bei der Suche nach Brustkrebs eingesetzt. Erhöhte Werte lassen sich aber auch bei anderen Krebsarten (z. B. Gebärmutter- und Eierstockkrebs), bei gutartigen Erkrankungen der Brustdrüse und bei Gesunden finden.

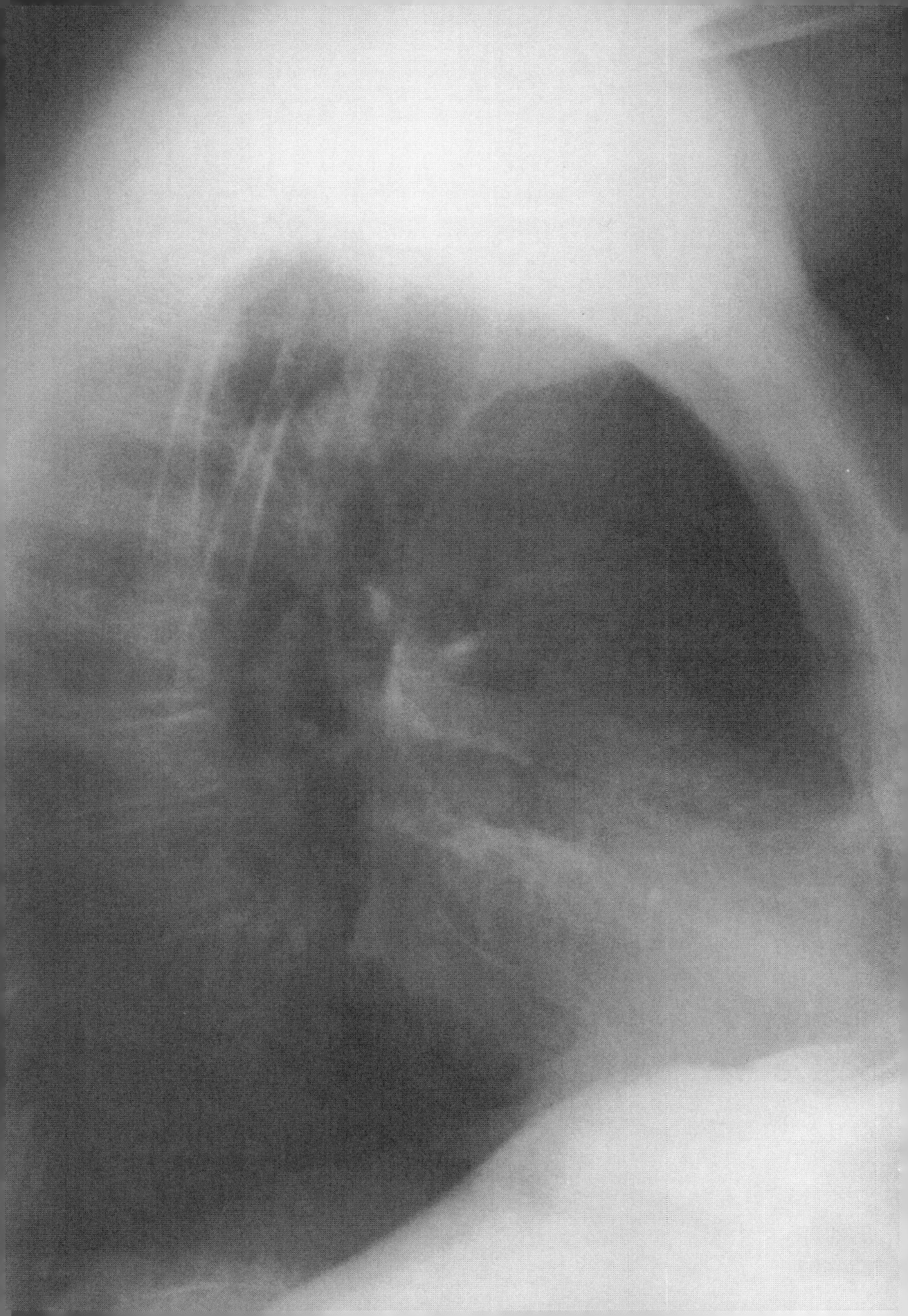

Weitere Körperwerte

Zu jeder körperlichen Untersuchung, die der Arzt zur Erkennung von Krankheiten durchführt, gehören neben Körpergröße und Körpergewicht des Patienten auch die so genannten Vitalzeichen: Körpertemperatur, Puls und Blutdruck. Weitergehende zusätzliche Informationen können z. B. durch die Bestimmung von Atemfrequenz und Atemvolumen gewonnen werden.

Die Körpergröße

Die Körpergröße wird beim Erwachsenen ermittelt, indem am aufrecht Stehenden die Entfernung vom Scheitel (Ohr-Augen-Ebene waagrecht!) bis zur Sohle gemessen wird.

Die normale Körpergröße beträgt beim Erwachsenen (Kinder s. Tab. 11) 150–190 cm, wobei Frauen durchschnittlich 10 cm kleiner sind als Männer. Ein Zurückbleiben der Körpergröße unter der Altersnorm wird als Minderwuchs mit den Abstufungen Kleinwuchs (etwa 130–150 cm) und Zwergwuchs (80–130 cm) bezeichnet. Von Riesenwuchs spricht man, wenn die Körpergröße bei der Frau 187 cm, beim Mann 200 cm überschreitet. In den letzten Jahrzehnten zeigen die Durchschnittswerte der Körpergröße bei beiden Geschlechtern in den industrialisierten und Agrarländern eine Zunahme, es handelt sich um die so genannte Wachstumsakzeleration, die zumeist auch mit einem um 1–2 Jahre früheren Eintritt der Pubertät (Entwicklungsakzeleration) verbunden ist.

Das Körpergewicht

Das individuelle Körpergewicht ist hauptsächlich abhängig von
- Geschlecht,
- Alter,
- Körpergröße,
- Ernährung,

- Stoffwechselsituation,
- Knochenbau.

Normalgewicht – Idealgewicht – Bodymass-Index

Mit einer einfachen Formel lässt sich das Normalgewicht für Erwachsene berechnen (Kinder s. S. 170 f.):

Broca-Formel zur Errechnung des Normalgewichts:

- Männer: Körpergröße in cm minus 100 = kg Normalgewicht
- Frauen: Körpergröße in cm minus 100 minus 10 Prozent = kg Normalgewicht

Mit einer Gesundheitsgefährdung, insbesondere im Hinblick auf Herz-Kreislauf-Erkrankungen sowie Stoffwechselstörungen (z. B. Zuckerkrankheit), rechnet man ab etwa 10 Prozent Übergewicht. Bei Menschen, die ihr Normalgewicht um mehr als 20 Prozent überschreiten, spricht man von Fettsucht. Werden die Werte dagegen um mehr als 10 Prozent unterschritten, liegt Untergewicht vor. Diese Zahlen gelten jedoch nur bis etwa zum 50. Lebensjahr, da Veränderungen am Knochengerüst bei älteren Menschen die Zusammenhänge entscheidend verändern.

Unter Idealgewicht versteht man das hinsichtlich der Lebenserwartung optimale Körpergewicht, das nach großen Statistiken von Lebensversicherungsgesellschaften ermittelt wurde. Als Faustregel hierfür gilt:

Idealgewicht = Normalgewicht nach Broca (s. o.) minus 10 – 15 Prozent

Aussagefähiger als die »alten« Begriffe Normal- und Idealgewicht ist jedoch der so genannte Bodymass-Index (BMI), der eng mit der Körperfettmasse korreliert. Der BMI wird nach der folgenden Formel berechnet:

$$\text{Bodymass-Index} = \frac{\text{Körpergewicht in kg}}{(\text{Körpergröße in m})^2}$$

Alternativ lässt sich der BMI auch aus Nomogrammen (s. Abb. 13) ablesen.

➔ Normalwerte

BMI	20 – 24,9 kg/m²

➚ Zu hohe Werte

BMI	25 – 29,9 kg/m² Übergewicht 1.Grades (leichtes bis mäßiges Übergewicht)
BMI	30 – 39,9 kg/m² Übergewicht 2.Grades (starkes Übergewicht)
BMI	> 40 kg/m² Übergewicht 3.Grades (extremes Übergewicht, verminderte Lebenserwartung)

➘ Zu niedrige Werte

BMI	< 20 kg/m² Untergewicht

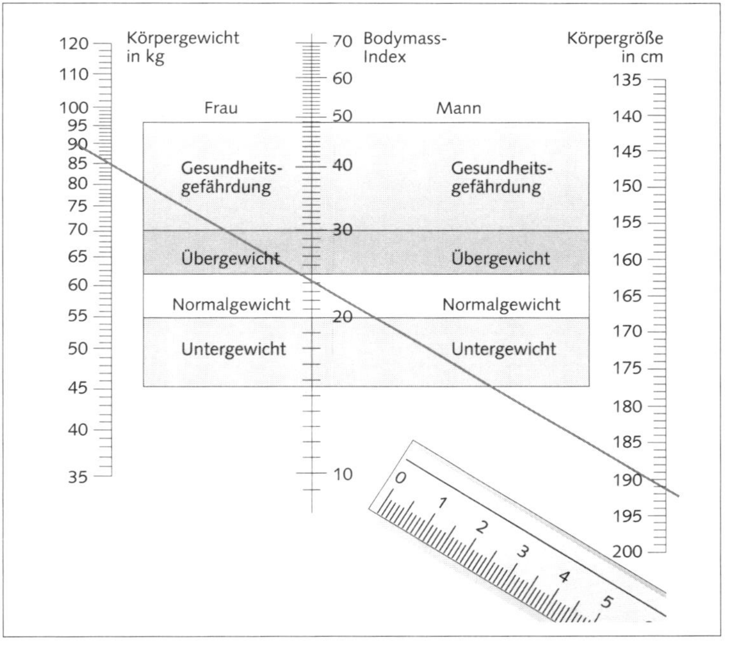

Abb. 13: Nomogramm zum Bodymass-Index (BMI). Mit einem Lineal zieht man eine Linie zwischen Körpergewicht und Körpergröße. Der Schnittpunkt dieser Linie mit der Skala in der Mitte ergibt den BMI.

Body Mass Index (BMI) bei Kindern und Jugendlichen (7–18 Jahren), unter Berücksichtigung von Körpergewicht / -größe, Alter und Geschlecht

Alter/weiblich	Starkes Untergewicht	Untergewicht
7	unter 13,0	13,0-13,6
8	unter 13,2	13,2-13,8
9	unter 13,4	13,4-14,1
10	unter 13,6	13,6-14,4
11	unter 14,0	14,0-14,8
12	unter 14,5	14,5-15,3
13	unter 15,0	15,0-16,0
14	unter 15,7	15,7-16,6
15	unter 16,2	16,2-17,2
16	unter 16,6	16,6-17,6
17	unter 17,0	17,0-17,9
18	unter 17,3	17,3-18,3
Alter/männlich	Starkes Untergewicht	Untergewicht
7	unter 13,2	13,2-13,8
8	unter 13,4	13,4-14,0
9	unter 13,6	13,6-14,2
10	unter 13,8	13,8-14,5
11	unter 14,1	14,1-14,9
12	unter 14,5	14,5-15,3
13	unter 15,0	15,0-15,8
14	unter 15,5	15,5-16,4
15	unter 16,0	16,0-16,9
16	unter 16,6	16,6-17,5
17	unter 17,1	17,1-18,0
18	unter 17,6	17,6-18,5

Quelle: 1. Die Werte für den Body Mass Index (BMI) richtet sich nach den Leitlinien der Arbeitsgemeinschaft Adipositas im Kindes- und Jugendalter (AGA). www.a-g-a.de

	Normalgewicht	Übergewicht	Starkes Übergewicht
	13,7-18,4	18,5-20,3	ab 20,4
	13,9-19,2	19,3-21,4	ab 21,5
	14,2-19,9	20,0-22,4	ab 22,5
	14,5-20,7	20,8-23,4	ab 23,5
	14,9-21,5	21,6-24,4	ab 24,5
	15,4-22,4	22,5-25,4	ab 25,5
	16,1-23,2	23,3-26,2	ab 26,3
	16,7-24,0	24,1-26,9	ab 27,0
	17,3-24,5	24,6-27,4	ab 27,5
	17,7-24,8	24,9-27,6	ab 27,7
	18,0-25,0	25,1-27,6	ab 27,7
	18,4-25,2	25,3-27,7	ab 27,8
	Normalgewicht	Übergewicht	Starkes Übergewicht
	13,9-18,2	18,3-20,1	ab 20,2
	14,1-18,9	19,0-21,0	ab 21,1
	14,3-19,7	19,8-22,1	ab 22,2
	14,6 -20,5	20,6-23,3	ab 23,4
	15,0 -21,3	21,4-24,4	ab 24,5
	15,4-22,2	22,3-25,3	ab 25,4
	15,9 -22,9	23,0-26,2	ab 26,3
	16,5 -23,6	23,7-26,9	ab 27,0
	17,0 -24,3	24,4-27,4	ab 27,5
	17,6 -24,8	24,9-27,9	ab 28,0
	18,1 -25,3	25,4-28,3	ab 28,4
	18,6-25,8	25,9-28,7	ab 28,8

2. vgl. Thorbrietz, Petra (2002): Kursbuch Gesunde Kinderernährung. München. Zabert Sandmann Verlag. S. 17

Die Körpertemperatur

Die normale Körpertemperatur des Menschen beträgt 36 – 37 °C. Im Bereich von 37 – 38 °C spricht man von erhöhter Temperatur, bei einem Wert von über 38 °C (im After gemessen) von Fieber. Dabei handelt es sich im Allgemeinen um eine sinnvolle Abwehrreaktion des Körpers gegen Infektionen, mit dem Ziel, die Vermehrung von Krankheitserregern zu verringern oder zu verhindern. Fieber wird am häufigsten durch Krankheitserreger, wie z. B. Grippeviren, hervorgerufen, es kann aber auch Folge einer Vielzahl anderer Erkrankungen sein.

Temperaturmessung

Um jegliche Bruchgefahr sowie Gefahren durch Quecksilber zu vermeiden, sollten Quecksilberthermometer, insbesondere bei Kindern, nicht mehr verwendet werden. Stattdessen ist für die Hausapotheke ein elektronisches Fieberthermometer zu empfehlen. Die genauesten Angaben über die Körpertemperatur erhält man durch die rektale Temperaturmessung, das Thermometer sollte dabei etwa 1 – 2 cm in den After geschoben werden. Bei der Anwendung von elektronischen Fieberthermometern genügt normalerweise eine Messdauer von 60 Sekunden. Wird die Temperaturmessung in der Achselhöhle (axillare Messung) oder unter der Zunge (sublinguale Messung) vorgenommen, so sollte die Messdauer ca. 3 Minuten betragen. Die unter der Achsel gemessene Temperatur liegt dabei ca. 0,5 °C unter der wirklichen Körpertemperatur.

Hohe Messgenauigkeiten bei kürzester Messdauer (nur 1 Sekunde!) können mit Hilfe von elektronischen Ohrthermometern erzielt werden, bei denen die Temperatur mittels Infrarotsensor im Gehörgang ermittelt wird. Aufgrund der exakteren Messmethode gelten für die Messung der Ohrtemperatur etwas höhere altersabhängige Normalwerte als bei der herkömmlichen Messung.

Altersgruppe	Normaler Ohrtemperaturbereich
0–2 Jahre	36,4 °C – 38,0 °C
3–10 Jahre	36,1 °C – 37,8 °C
11–65 Jahre	35,9 °C – 37,8 °C
> 65 Jahre	35,8 °C – 37,5 °C

Auf der Suche nach angenehmen, neuen Messmethoden wurden in jüngster Zeit auch Thermometer für die Messung an Stirn und Schläfe entwickelt. Wie bei den Ohrthermometern lässt sich die Körpertemperatur mittels Infrarotmessung in Sekundenschnelle bestimmen, wobei das Thermometer dazu lediglich an Stirn oder Schläfe gehalten werden muss. Bei dieser besonders für Kinder geeigneten Alternative sollte die Bewertung der gemessenen Temperaturen den Informationen der jeweiligen Packungsbeilage entnommen werden, da bei der Festlegung des Normalwertbereichs die Art der Messmethode berücksichtigt wurde.

Die Herzfrequenz

Die Herzfrequenz gibt die Zahl der Herzaktionen pro festgelegter Zeiteinheit, im Allgemeinen pro Minute, an und stimmt normalerweise mit der Pulszahl überein. Sie ist u. a. abhängig von:

- Alter,
- Geschlecht,
- Konstitution,
- körperlicher Belastung und körperlichem Trainingszustand,
- Körpertemperatur,
- Blutdruck.

Die Pulskontrolle ist eine wichtige und einfache Untersuchungsmethode, mit der man oft schon entscheidende Hinweise auf die Kreislaufsituation erhält.

Methoden der Pulskontrolle

Pulskontrolle am Handgelenk

Man fasst mit den Fingerkuppen des Zeige-, Mittel- und Ringfingers auf die Innenseite des Handgelenks (s. Abb. 14) und tastet – ohne dabei größeren Druck auszuüben – so lange, bis man den Pulsschlag unter den Fingerkuppen spürt. Die Pulsschläge sollten nun eine Minute lang gezählt werden. Ist die Kreislaufsituation schlecht und der Puls am

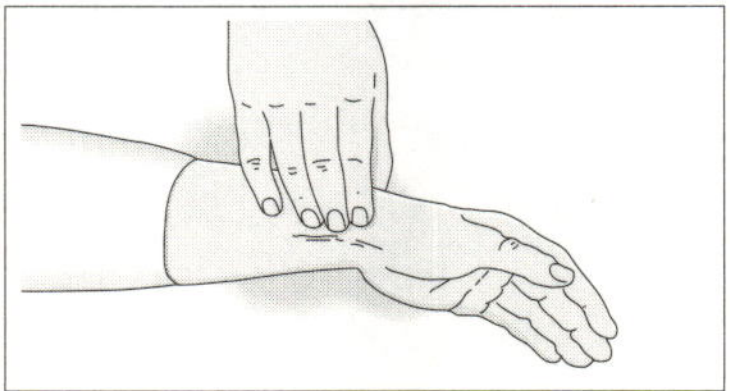

Abb. 14: Pulskontrolle am Handgelenk

Handgelenk entsprechend schwer zu tasten, so gibt es die Möglichkeit, den Pulsschlag am Hals zu tasten.

Pulskontrolle am Hals

Man findet die Halsschlagader am besten, indem man mit zwei Fingerkuppen seitlich vom Kehlkopf langsam nach außen tastet (s. Abb. 15). Wenn der Puls auf diese Weise auf einer Halsseite nicht zu finden ist, kann man es auf der anderen Seite versuchen. Auf gar keinen Fall sollte jedoch dabei mit großem Druck getastet werden, da durch Druck auf die Halsschlagader gefährliche Reflexe (z. B. Verlangsamung des Pulsschlags) ausgelöst werden können!

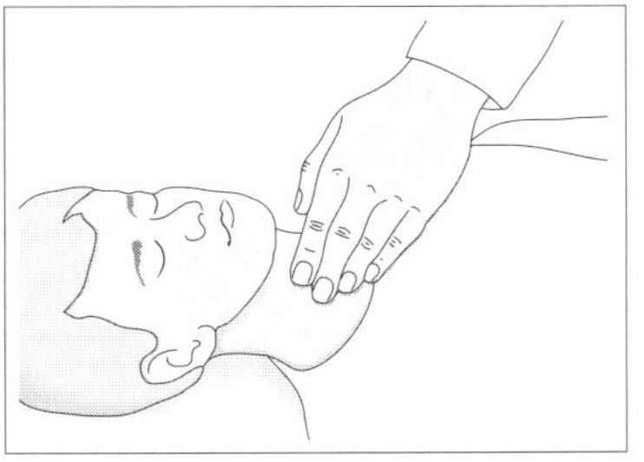

Abb. 15: Pulskontrolle am Hals

Pulskontrolle bei Kindern

Bei Säuglingen und Kleinkindern lässt sich der Puls aufgrund des »Babyspecks« meistens weder am Handgelenk noch am Hals gut tasten. Hier kann man versuchen, den Puls mit zwei Fingern an der Innenseite des Oberarms (Oberarmschlagader) zu ertasten (s. Abb. 16).

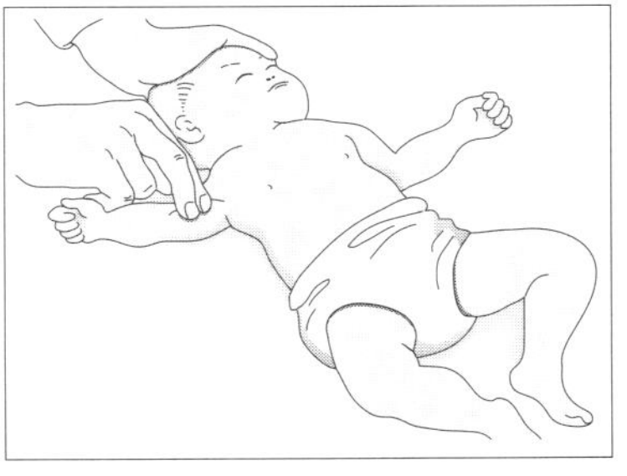

Abb. 16: Pulskontrolle bei Kindern

→ Normalwerte

für die Pulsfrequenz nach Alter und Geschlecht

Neugeborene		140/min
Kinder	2 Jahre	120/min
	4 Jahre	100/min
	10 Jahre	90/min
	14 Jahre	5/min
Erwachsene	Männer	62 – 70/min
	Frauen	75/min
	Senioren	80 – 85/min

Der Blutdruck

Als Blutdruck wird die Kraft bezeichnet, die das Blut auf die Blutgefäßwände ausübt (s. dazu S. 30). Bei dem mithilfe von Blutdruckmessgeräten bestimmten Druck handelt es sich um den Druck in den Schlagadern (Arterien).

Blutdruckmessungen

Messung des Blutdrucks nach Riva-Rocci

Üblicherweise wird der Blutdruck folgendermaßen gemessen (s. Abb. 17): Man legt eine Gummimanschette um den Oberarm und pumpt sie mit einem kleinen Luftblasebalg so lange auf, bis die Schlagadern im Oberarm abgedrückt sind und kein Blut mehr durchlassen; es ist kein Puls mehr zu fühlen. Anschließend wird der Druck in der Manschette durch Ablassen der Luft langsam verringert. Das Blut beginnt dann wieder zu fließen, wenn der Druck in der Ader genauso groß ist wie der Druck in der Manschette. Man erkennt diesen oberen systolischen Druck am Auftreten des klopfenden Pulsgeräusches im Hörrohr (Stethoskop), das man zuvor mit sanftem Druck in die Ellenbeuge unterhalb der Blutdruckmanschette gelegt hat. Bei weiterer Verringerung des Manschettendrucks wird das Geräusch plötzlich leiser und verschwindet schließlich ganz. Der Blutdruckwert, bei dem die Geräusche leiser werden, entspricht dem unteren diastolischen Wert.

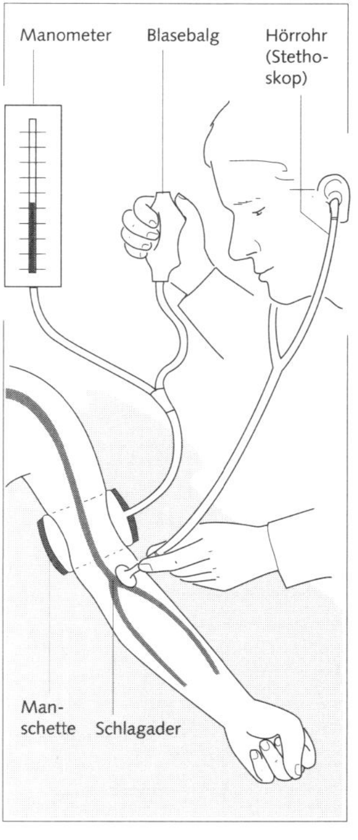

Abb. 17: Blutdruckmessung nach Riva-Rocci

Messung des Blutdrucks mit Blutdruckmessgeräten für das Handgelenk

Mit der Entwicklung von kompakten Blutdruckmessgeräten, die nach dem oszillometrischen Prinzip arbeiten (d. h. diese Geräte können die Druckschwankungen in den Arterien von Pulsschlag zu Pulsschlag messen und daraus den Blutdruck errechnen), ist die Selbstmessung des Blutdrucks schnell, einfach und komfortabel geworden. Am Beispiel eines Handgelenk-Messgeräts, das auf der schmalen Seite des Unterarms angelegt wird (andere Geräte werden auf der Innenseite oder auf der Außenseite des Unterarms angelegt, daher stets die Betriebsanleitungen beachten!) soll die Handhabung dargestellt werden.

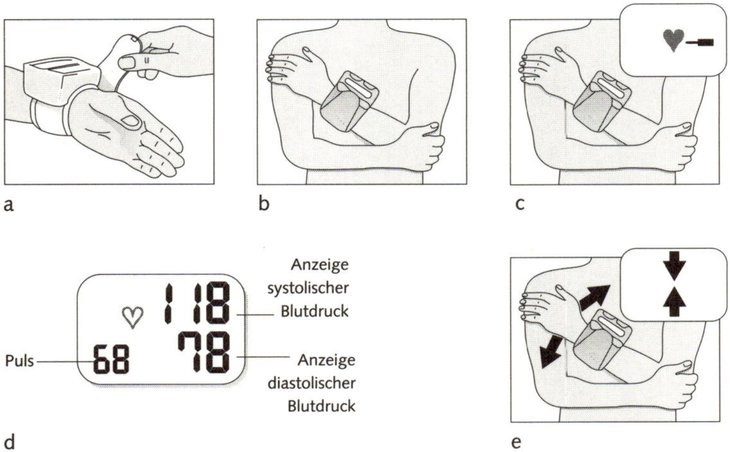

Abb. 18: Blutdruckmessung mit einem Blutdruckmessgerät für das Handgelenk

- Manschette des Blutdruckgeräts so anlegen, dass das Gerät auf der schmalen Seite des linken Unterarms sitzt und das Handgelenk eng umschließt (Abb. 18a).
- Messposition so einnehmen, dass das Gerät sich ungefähr in Herzhöhe befindet. Dazu am besten aufrecht auf einen Stuhl setzen und den Unterarm locker am Körper anlegen (Abb. 18b). Falsche Messpositionen führen zu verfälschten Messergebnissen!
- Messung durch Knopfdruck in Gang setzen bzw. automatische Messung abwarten. Ein blinkendes Herzsymbol zeigt normalerweise einen korrekten Messvorgang an (Abb. 18c). Das Gerät pumpt die Manschette auf, und die Messung wird ca. 30 Sekunden lang durchgeführt.
- Die Messergebnisse (oberer und unterer Blutdruckwert, Puls) werden in der Anzeige dargestellt (Abb. 18d).
- Beim Auftreten von Messfehlern (Gerät signalisiert z. B. »E« für Error) Armposition korrigieren und nochmals messen (Abb. 18e).

→ Normalwerte

obere Werte (Systole)	110 – 140 mmHg
untere Werte (Diastole)	60 – 90 mmHg

Grenzwerte

obere Werte zwischen	140 und 160 mmHg
untere Werte zwischen	90 und 95 mmHg

↗ Zu hohe Werte

Alle Werte, die darüber liegen, werden als zu hoher Blutdruck (Hypertonie) eingestuft!

Die Atemfrequenz

Unter Atemfrequenz versteht man die Zahl der Atemzüge pro Minute. Sie ist abhängig von:

- Alter (s. Abb. 19, ab dem 30. Lebensjahr gleichbleibend),
- Geschlecht,
- Körperhaltung (im Stehen höher als im Sitzen und Liegen),
- körperlicher Belastung,
- Körpertemperatur,
- seelischen Faktoren.

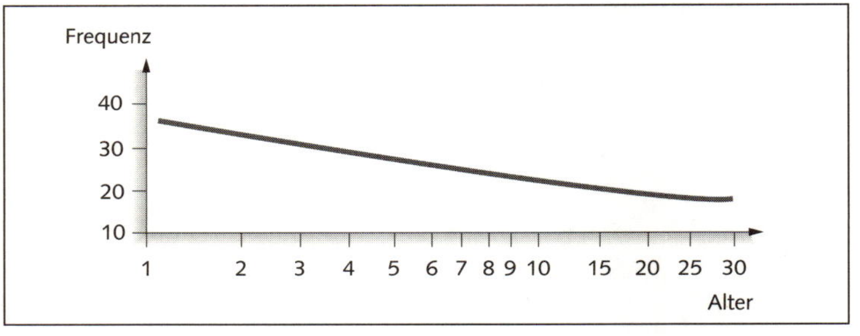

Abb. 19: Atemfrequenz in Abhängigkeit vom Lebensalter

Normalwerte

Altersstufe	Atemfrequenz/min
Neugeborene	40 – 50
Säuglinge	30 – 40
Kleinkinder	20 – 30
Schulkinder	16 – 20
Jugendliche	14 – 16
Erwachsene	10 – 14

Das Atemvolumen

Unter Atemvolumen, auch Atemzugvolumen genannt, versteht man das mit einem Atemzug eingeatmete Luftvolumen. Es ist vor allem abhängig von:

- Alter,
- Körpergröße,
- Körperbau.

Das Atemvolumen kann, ebenso wie weitere Kenngrößen der Lungenfunktion, mithilfe eines Spirometers, eines Gerätes zur Aufzeichnung der Atmungskurve des Patienten, gemessen werden.

→ Normalwerte

Altersstufe	Atemvolumen (in ml)
Neugeborene	20 – 35
Säuglinge	40 – 100
Kleinkinder	150 – 200
Schulkinder	300 – 400
Jugendliche	300 – 500
Erwachsene	500 – 1000

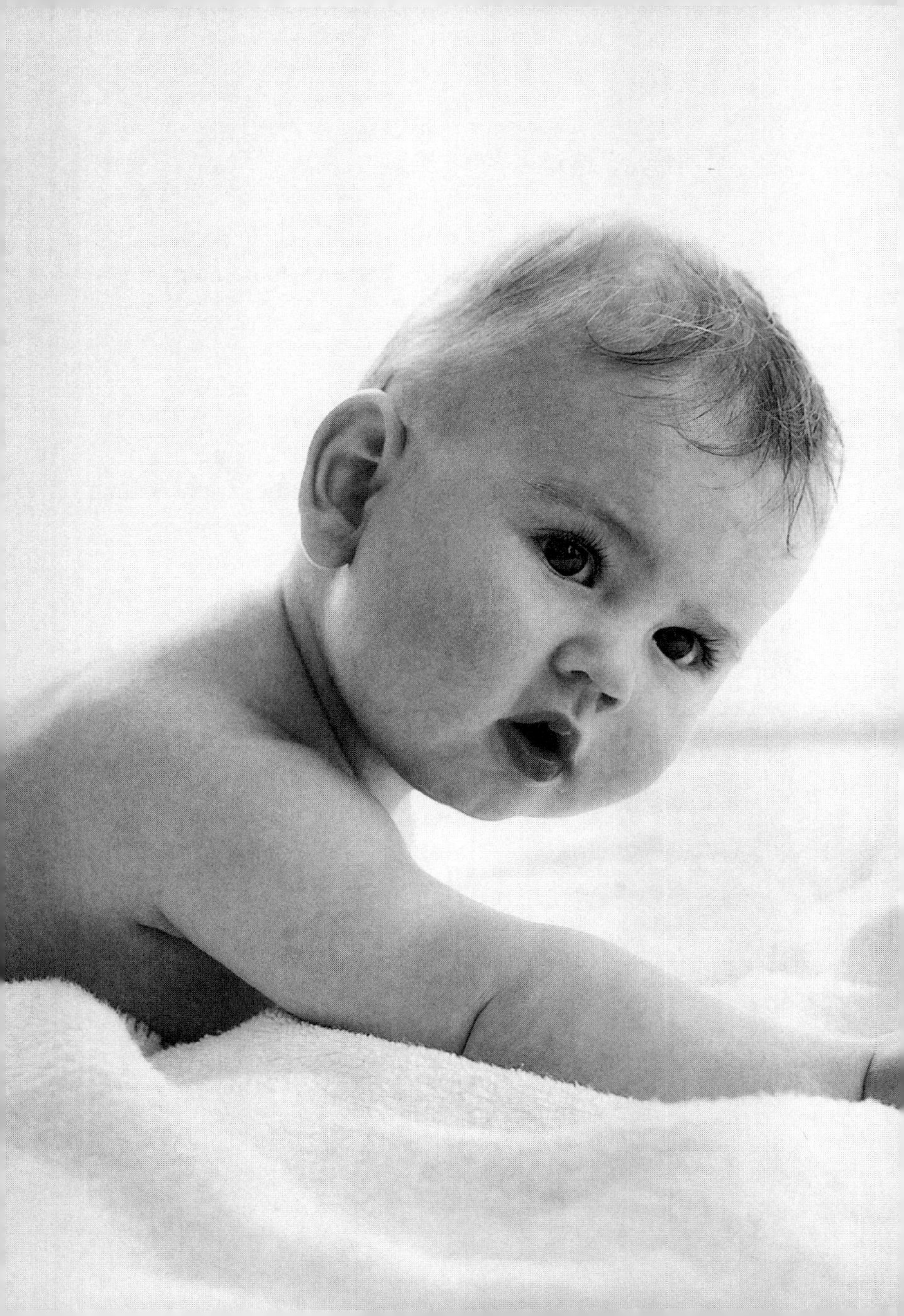

Körperwerte im Säuglings- und Kindesalter

Da das Alter als wichtige Einflussgröße (vgl. S. 17) auf viele Labor- und Körperwerte anzusehen ist, gelten im Säuglings- und Kindesalter andere Normalwerte als im Erwachsenenalter. Das gilt für die Blut- und Harnwerte ebenso wie für Atmungs- und Kreislaufgrößen usw. Eine detaillierte Auflistung dieser Werte würde jedoch mit Sicherheit Ziel und Rahmen dieses Buches sprengen und wäre gewiss auch nur im Einzelfall für den Nichtmediziner von Interesse. Daher beschränkt sich dieses Kapitel auf die wichtigsten Kriterien für das normale Wachstum und Gedeihen eines Kindes, die durch einfache Messungen zu gewinnen sind: Körpergewicht, Körperlänge und Kopfumfang.

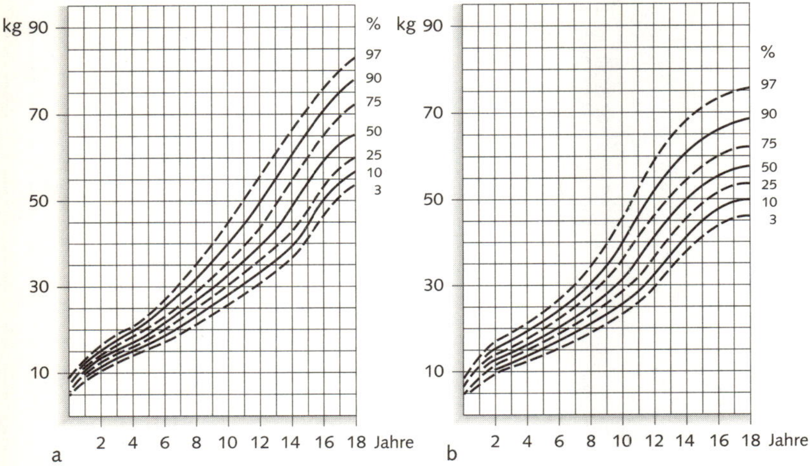

Abb. 20: Körpergewicht in Bezug auf das Lebensalter, a: Jungen, b: Mädchen

Die zugehörigen altersentsprechenden Normwerte und Normbereiche lassen sich aus Tabellen und Kurven entnehmen (s. S. 134 ff.), wobei Unterschiede zu berücksichtigen sind, die durch das Geschlecht, eine eventuelle verkürzte Schwangerschaftsdauer oder auch die Herkunft (z. B. Mitteleuropäer, Asiaten usw.) bedingt sein können. Der Vergleich von Körpergröße und -gewicht mit den entsprechenden Altersnormwerten ist mit die wichtigste und empfindlichste Maßnahme zum »Krankheitssieben« (Screening). Auch hier gilt aber, dass Einzelmessungen zwar grobe Hinweise geben können, entscheidendere Aussagekraft jedoch wiederholten Messungen über Monate und Jahre, die in einer Wachstumskurve festgehalten werden, zukommt.

Das Körpergewicht

Im Säuglingsalter (1. Lebensjahr) ist das Körpergewicht eines der wichtigsten Beurteilungskriterien für normales Gedeihen und Gesundheit, danach ist es die Körperlänge! Das Geburtsgewicht eines gesunden reifen Neugeborenen beträgt ca. 2500 – 4600 g, im Mittel also 3400 g.

Dieses Gewicht wird

- bis zum 4. – 5. Lebensmonat verdoppelt (etwa 6800 g),
- bis zum Ende des 1. Lebensjahres verdreifacht (etwa 10 kg),
- bis zum 6. Lebensjahr versechsfacht (etwa 20 kg),
- bis zum 12. Lebensjahr verzwölffacht (etwa 40 kg).

Die Werte für das Körpergewicht in Bezug auf das Lebensalter sind in sog. Somatogrammen dargestellt, und zwar tabellarisch (als Durchschnittswerte) in Tab. 10 sowie grafisch in Abb. 20 a und b.

Tab. 10: Durchschnittliches Körpergewicht in den verschiedenen Altersstufen

Alter	Körpergewicht (kg) Jungen	Körpergewicht (kg) Mädchen
Geburt	3,4	3,4
3 Monate	5,7	5,6
6 Monate	7,6	7,3
9 Monate	9	8,7
12 Monate	10	9,8
15 Monate	10,7	10

Alter	Körpergewicht (kg) Jungen	Körpergewicht (kg) Mädchen
18 Monate	11,5	11,2
2 Jahre	12,6	12,3
2,5 Jahre	13,6	13,4
3 Jahre	14,6	14,5
4 Jahre	16,5	16,5
5 Jahre	18,4	18,4
6 Jahre	22	21
7 Jahre	24,5	24
8 Jahre	27,4	26,5
9 Jahre	30	29
10 Jahre	33	32
11 Jahre	35	36
12 Jahre	38	40
13 Jahre	42	45
14 Jahre	49	49
15 Jahre	54,4	51,5
16 Jahre	59	53
17 Jahre	62	54
18 Jahre	63	54,5

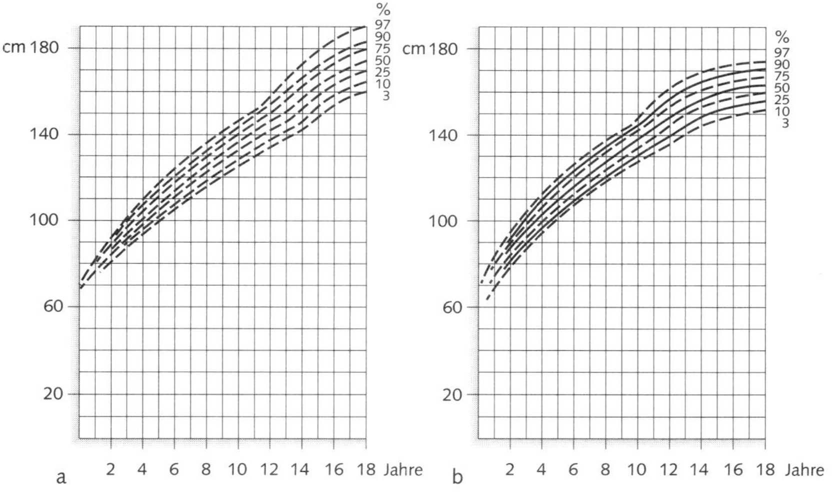

Abb. 21: Körperlänge in Bezug auf das Lebensalter
a: Jungen, b: Mädchen

Die Körperlänge

Die Körperlänge des gesunden reifen Neugeborenen beträgt ca. 45 – 56 cm, im Mittel also 50 – 51 cm.

Die Länge beträgt

- mit 1 Jahr etwa 75 cm,
- mit 4 Jahren etwa 100 cm,
- mit 12 Jahren etwa 150 cm.

Daraus wird ersichtlich, dass die Wachstumsgeschwindigkeit – genauso wie die Geschwindigkeit der Gewichtszunahme – im 1. Lebensjahr am größten ist. Sie sinkt im Laufe der nächsten Lebensjahre bis zum Beginn der Pubertät langsam ab, um dann in der Pubertät einen zweiten Gipfel zu erreichen (»Pubertätswachstumsschub«). Die Wachstumsgeschwindigkeit bleibt jedoch auch hier deutlich hinter den Werten des 1. Lebensjahres zurück.

Vorausgesetzt, das Nahrungsangebot ist ausreichend und die hormonelle Situation ist normal, so verläuft das körperliche Wachstum in einem vorwiegend durch Erbfaktoren gesteckten Rahmen.

Die zu erwartende Endgröße eines Kindes lässt sich mit folgender Faustregel grob abschätzen:

Mittelwert der Körpergröße der Eltern
- plus 6 cm bei Jungen
- minus 6 cm bei Mädchen

Die Werte für die Körperlänge in Bezug auf das Lebensalter werden, wie auch die Werte für das Körpergewicht, in Somatogrammen aufgezeichnet, wie z. B. tabellarisch (als Durchschnittswerte) in Tab. 11 bzw. grafisch in Abb. 21 a und b. Eine weitere Orientierungsmöglichkeit besteht darin, die Körpergröße gegen das Körpergewicht aufzutragen, was in Abb. 22 gezeigt wird.

Tab. 11: Durchschnittliche Körperlänge in den verschiedenen Altersstufen

Alter	Körperlänge (cm) Jungen	Körperlänge (cm) Mädchen
Geburt	50,5	50
3 Monate	60	59
6 Monate	66	65
9 Monate	71	70
12 Monate	75	74
15 Monate	78	78
18 Monate	82	81
2 Jahre	87,5	87
2,5 Jahre	92	91
3 Jahre	96	96
4 Jahre	103	103
5 Jahre	109	109
6 Jahre	118	116
7 Jahre	124	122
8 Jahre	130	128
9 Jahre	135,5	133
10 Jahre	140	137
11 Jahre	144	145
12 Jahre	150	152
13 Jahre	155	157
14 Jahre	163	160
15 Jahre	168	161
16 Jahre	172	162
17 Jahre	174	162,5
18 Jahre	174,5	163

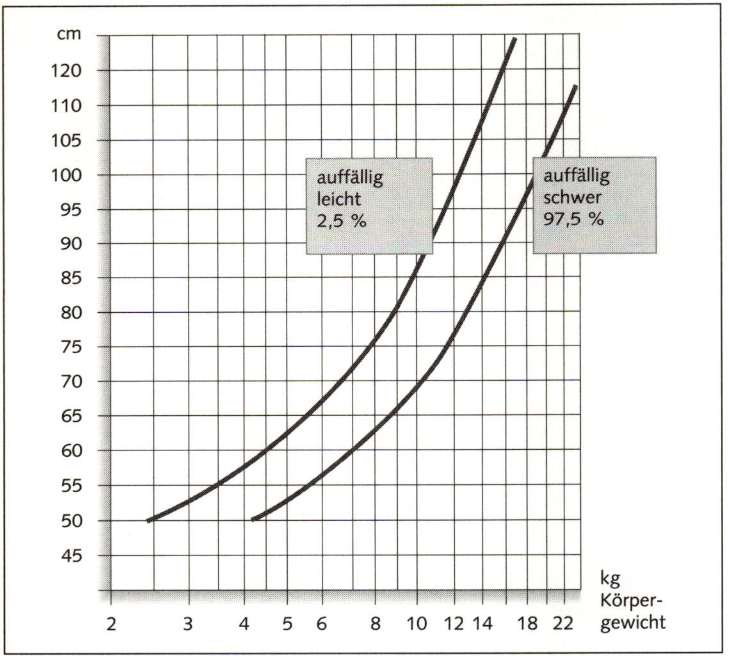

Abb. 22: Körperlänge in Bezug auf das Körpergewicht

Der Kopfumfang

Das Schädelwachstum wird vor allem durch das Gehirnwachstum bestimmt. Die Messung des so genannten frontookzipitalen Kopfumfangs (s. Abb. 23) und dessen Verlaufsuntersuchung ist daher, besonders in den ersten Lebensjahren, eine äußerst wichtige Maßnahme zur Beurteilung von Störungen der Gehirnentwicklung, wie z. B. beim »Wasserkopf« (Hydrozephalus).

Wie rasch das Kopfwachstum verläuft, zeigt die Tatsache, dass im Alter von 1 Jahr der Kopfumfang schon etwa 80 % des Wertes eines Erwachsenen erreicht hat (die Körpergröße etwa 40 %, das Körpergewicht erst etwa 15 %).

Der Kopfumfang beträgt

- bei einem 1-jährigen Jungen etwa 47 cm,
- bei einem 5-jährigen Jungen etwa 52 cm,
- bei einem 16-jährigen Jugendlichen etwa 56 cm.

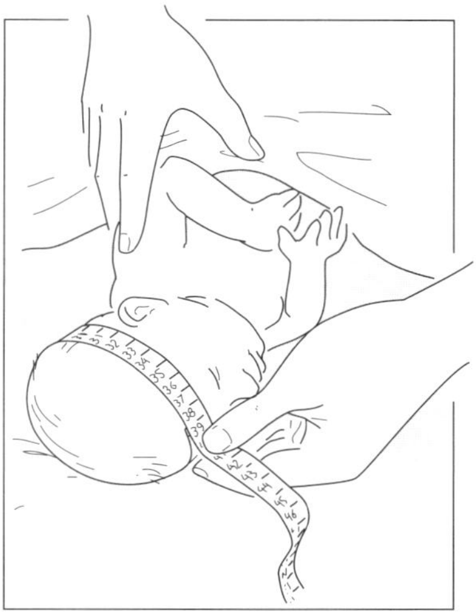

Abb. 23: Messung des frontookzipitalen Kopfumfangs

Bei Mädchen finden sich ungefähr 1 – 2 cm niedrigere Werte.

In diesem Zusammenhang sei noch erwähnt, dass die große Fontanelle (Knochenlücke am Schädel des Neugeborenen) bis zum 10. – 14. Lebensmonat, spätestens bis zum Ende des 2. Lebensjahres geschlossen sein sollte, während sich die hintere, kleine Fontanelle normalerweise bereits wenige Wochen nach der Geburt schließt.

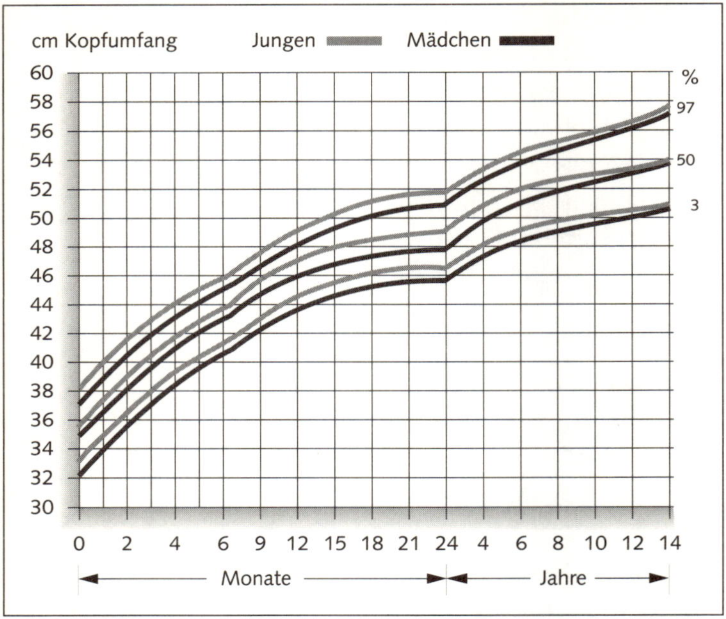

Abb. 24: Kopfumfang in Bezug auf das Lebensalter

Die Werte für den Kopfumfang in Bezug auf das Lebensalter sind tabellarisch in Tab. 12 (als Durchschnittswerte), grafisch in Abb. 24 dargestellt.

Tab. 12: Durchschnittlicher Kopfumfang in den verschiedenen Altersstufen

Alter	Kopfumfang (cm) Jungen	Kopfumfang (cm) Mädchen
Geburt	35	34
1 Monat	37	36
2 Monate	39	38
3 Monate	41	40
6 Monate	44	43
9 Monate	46	45
1 Jahr	47	46
2 Jahre	49	48
3 Jahre	50	49
4 Jahre	51	50
5 Jahre	51	50
6 Jahre	51	50
7 Jahre	52	51
8 Jahre	52	51
9 Jahre	52	51
10 Jahre	52	51
11 Jahre	53	52
12 Jahre	53	52
13 Jahre	53	53
14 Jahre	54	53
15 Jahre	54	54
16 Jahre	55	54
17 Jahre	56	55
18 Jahre	56	55

Auf einen Blick (Abkürzungen siehe Tab. S. 198 ff.)

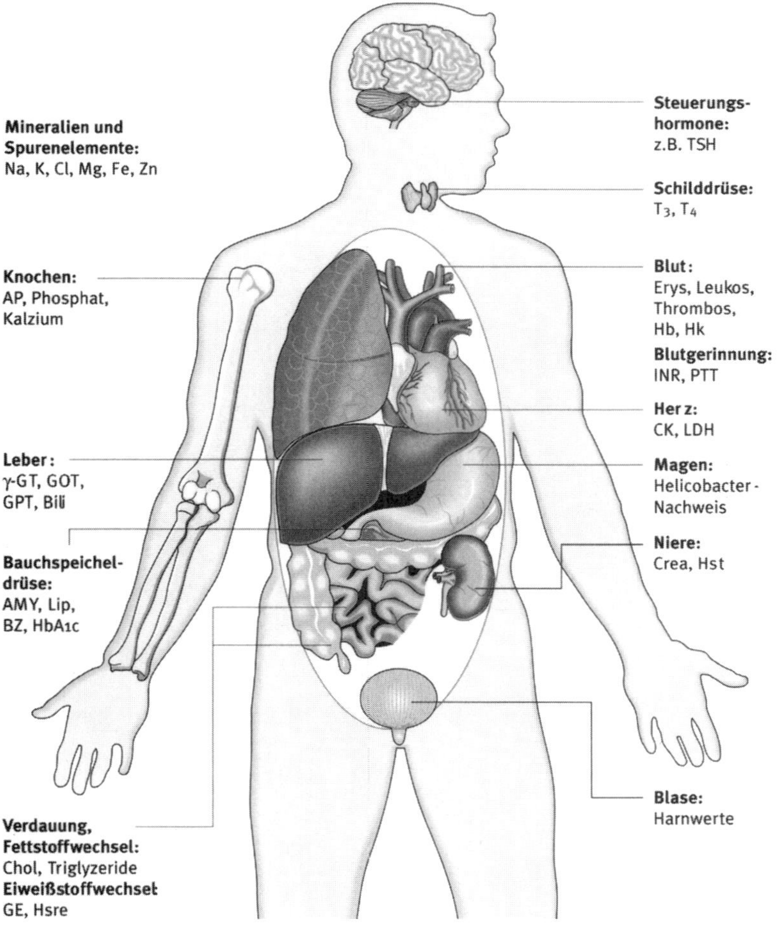

Wichtige Einheiten und ihre Abkürzungen

Wenn Sie Ihre Laborwerte selbst unter die Lupe nehmen, dann müssen Sie unbedingt darauf achten, dass die Vergleichswerte, also die Normal- bzw. Referenzwerte, jeweils exakt in den gleichen Einheiten angegeben sind wie die eigenen Werte. Diese Angaben können nämlich von Labor zu Labor oder auch von Literaturangabe zu Literaturangabe verschieden sein, und die Umrechnung ist für den Laien mitunter kompliziert. Außerdem gibt es für manche Laborwerte unterschiedliche Nachweismethoden, so dass auch hier die Normalwerte variieren. Für Kinder gelten meist auch andere Normalwertbereiche als für Erwachsene. In Zweifelsfällen sollten Sie daher grundsätzlich Ihren Arzt zu Rate ziehen.

Gewichtseinheiten		
Abkürzung	*Bezeichnung*	*Entspricht*
g	Gramm	
mg	Milligramm	10^{-3} g
µg	Mikrogramm	10^{-6} g
ng	Nanogramm	$1o^{-9}$ g
pg	Pikogramm	10^{-12} g
Flüssigkeitseinheiten		
Abkürzung	*Bezeichnung*	*Entspricht*
l	Liter	
dl	Deziliter	10^{-1} l
ml	Milliliter	10^{-3} l
µl	Mikroliter	10^{-6} l
nl	Nanoliter	10^{-9} l

Stoffmengeneinheiten		
Abkürzung	*Bezeichnung*	*Entspricht*
mol	Mol (Molekulargewicht in Gramm)	
mmol	Millimol	10^{-3} mol
µmol	Mikromol	10^{-6} mol
nmol	Nanomol	10^{-9} mol
pmol	Pikomol	10^{-12} mol
Aktivitätseinheiten		
Abkürzung	*Bezeichnung*	*Entspricht*
U	Unit (Internationale Einheit der Enzymaktivität)	
mU	Milliunit	10^{-3} U
Zeiteinheiten		
Abkürzung	*Bezeichnung*	
h	Stunde	
min	Minute	
s	Sekunde	

Wichtige Laborwerte auf einen Blick

Laborwert	Abkürzung	Normalbereich (für Erwachsene)	Kapitel	Seite
Alkalische Phosphatase	AP	Männer: bis 129 U/l Frauen: bis 104 U/1	Leber und Gallenwege	134
Amylase	AMY	unter 100 U/l	Bauchspeicheldrüse	127
Bilirubin (Gallenfarbstoff)	BILI	-direkt bis 0,3 mg/dl -gesamt bis 1,2 mg/dl	Leber und Gallenwege	136
Blutkörperchensenkungsgeschwindigkeit, Blutsenkung (nach 1 Stunde)	BSG, BKS	Männer: < 50 J. < 15 mm > 50 J. < 20 mm Frauen: < 50 j. < 20 mm > 50 J. < 30 mm	Informationsquelle Blut	42
Blutzucker HbA1c (»Blutzucker-Gedächtnis«)	BZ	nüchtern: 60-100 mg/dl unter 6 % (beim Nichtdiabetiker)	Kohlenhydratstoffwechsel	59 64
Chlorid	Cl	95-105 mmol/l	Mineralstoffwechsel	104
Cholesterin – HDL-Cholesterin – LDL-Cholesterin	Chol	bis 200 mg/dl Männer: 35–55 mg/dl Frauen: 45–65 mg/dl unter 150 mg/dl	Fettstoffwechsel	72 73 73
C-reaktives Protein	CRP	< 0,5 mg/l	Entzündungen	157
Eisen	Fe	Männer: 35–168 µg/dl Frauen: 23–165 µg/dl	Spurenelementstoffwechsel	106
Erythrozyten (rote Blutkörperchen)	Erys	Männer: 4,5–5,6 Mio/µl Frauen: 3,9–5,1 Mio/µl	Informationsquelle Blut	33
Gamma-GT	γ-GT	Männer: bis 55 U/l Frauen: bis 35 U/l	Leber und Gallenwege	132
Gesamteiweiß	GE	66–83 g/l	Eiweißstoffwechsel	80

Laborwert	Abkürzung	Normalbereich (für Erwachsene)		Kapitel	Seite
Glutamat-Oxalazetat-Transaminase	GOT	Männer: Frauen:	bis 50 U/l bis 35 U/l	Leber und Gallenwege	133
Glutamat-Pyruvat-Transaminase	GPT	Männer: Frauen:	bis 50 U/l bis 35 U/l	Leber und Gallenwege	133
Hämatokrit	Hk, Hkt	Männer: Frauen:	40–52 % 35–47 %	Informationsquelle Blut	36
Hämoglobin (Blutfarbstoff)	Hb		14,0–17,5 g/dl 12,3–15,3 g/dl	Informationsquelle Blut	35
Harnsäure	Hsre	Männer: Frauen:	bis 7,0 mg/dl bis 6,0 mg/dl	Purinstoffwechsel	83
Harnstoff	Hst		17–43 mg/dl	Eiweißstoffwechsel	81
International Normalized Ratio	INR		1,0	Infoquelle Blut	45
Kalium	K		3,6–4,8 mmol/l	Mineralstoffwechsel	102
Kalzium	Ca		2,20–2,65 mmol/l	Mineralstoffwechsel	102 147
Kreatinin	Crea	Männer: Frauen:	0,7–1,3 mg/dl 0,6–1,1 mg/dl	Niere und ableitende Harnwege	142
Kreatinkinase	CK	Männer: Frauen:	bis 174 U/l bis 140 U/l	Herz	120
Laktat-Dehydrogenase	LDH	Männer: Frauen:	bis 225 U/l bis 214 U/l	Herz	121
Leukozyten (weiße Blutkörperchen)	Leukos		3600–10000/pl	Informationsquelle Blut	38
Lipase	Lip		unter 60 U/l	Bauchspeicheldrüse	128
Magnesium	Mg		0,7–1,05 mmol/l	Mineralstoffwechsel	104
Natrium	Na		135–145 mmol/l	Mineralstoffwechsel	104

Laborwert	Abkürzung	Normalbereich (für Erwachsene)	Kapitel	Seite
Partielle Thromboplastinzeit	PTT	26–36 Sekunden	Informatonsquelle Blut	45
Phosphat	P	0,84–1,45 mmol/l	Mineralstoffwechsel	102 148
Quick-Wert INR		70–130 % 1,0	Informationsquelle Blut	44
Thrombozyten (Blutplättchen)	Thrombos	180 000–400 000/µl	Informationsquelle Blut	40
Thyroxin	T_4	freies T_4 10–23 pmol/l	Schilddrüse	115
Triglyzeride		bis 200 mg/dl	Fettstoffwechsel	75
Trijodthyronin	T_3	freies T_3 5,4–13,3 pmol/l	Schilddrüse	115
Thyreoidea stimulierendes Hormon	TSH	0,3–3,0 mU/l	Schilddrüse	116
Zink	Zn	60–120 µg/dl	Spurenelementstoffwechsel	106
Zuckerbelastungstest	o-GTT	70–100	Blutzucker	63

Register

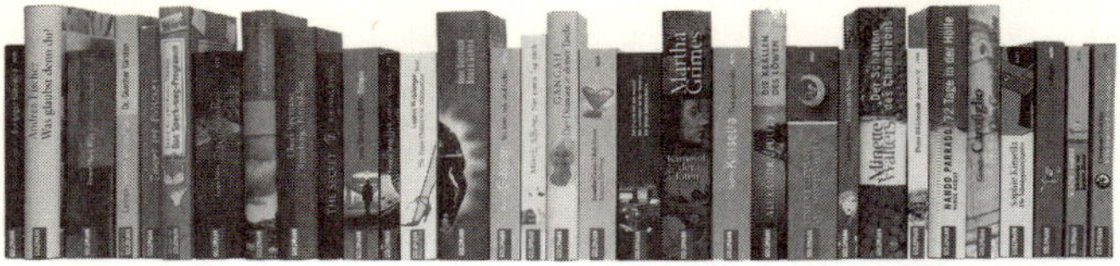